#モデルがこっそり食べている
3日で2kgやせるごちそうサラダ

野菜ソムリエプロ
Atsushi

宝島社

「 お腹にたまるサラダで体が変わる 」

「おいしく食べてやせる！」「ボリューム満点だからお腹にたまる」と大好評だった
『3日で2kgやせる 魔法のスープ』から待望の第二弾！ スープともに彼自身が美
容・健康のために食べているサラダレシピを紹介します。

　サラダのよさは、なんといっても生の酵素を体に摂り入れられること。酵素という
言葉は聞きなれないかもしれませんが、実はとても身近なもの。日々、食べたものの
消化・吸収を助け、新陳代謝をよくし、免疫力を高めてくれるなどの役割をしてくれ
ていて、人間が生きていくためには欠かせないものなのです。
　しかし、食の欧米化ともよばれる現代では、十分な酵素を摂ることがむずかし
く、酵素不足になる方が増えています。太ったり、生活習慣病になったりする方のほ
とんどは酵素不足といっても過言ではありません。
　その体質を改善させる手助けをしてくれるのが今回紹介するサラダです。

　Atsushi流サラダのこだわりは、"たんぱく質が豊富でお腹にたまる" こと、そし
て"手軽で簡単＆時短" なこと。一皿食べれば、ボリュームと満足感をきっと実感で
きるはずです。そして「食材はいつでもどこでも手に入るもの」「缶詰や市販品もかし
こく取り入れる」「肉や魚が入っているのに、どれも10分前後で作れる」のもこの
サラダを作るためのポイント。どんなに忙しくても毎日続けることがきれいにやせる
近道だからです。さらに体の内側からもきれいに。

あ、サラダってこんなに腹持ちがよかったんだ！
こんなに簡単だったんだ！
こんなに味のバリエーションがあったんだ！
そして、 たくさん食べているのにみるみる体が変化していく！
そんなことをぜひ実感してみてください。

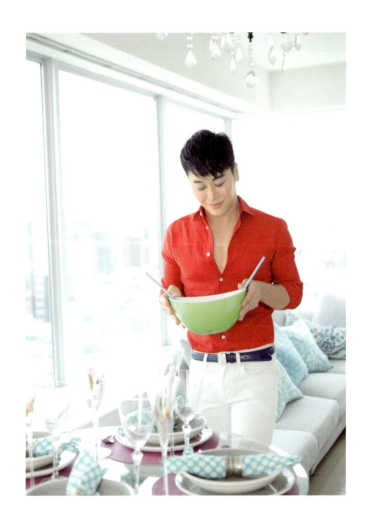

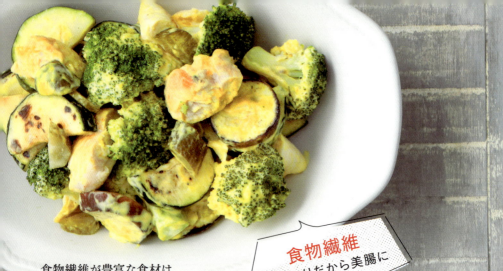

食物繊維が豊富な食材は
腸内環境を整えてくれるから
すっきりデトックス！

食物繊維
たっぷりだから美腸に

3日で2kgやせる

肉・魚介・大豆に含まれる
良質なたんぱく質で
お腹いっぱい食べながら
やせる体に。

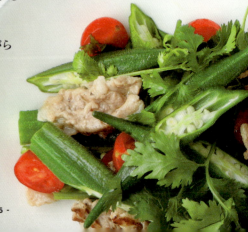

メインおかず級 の
ボリュームだから一皿で大満足

野菜+たんぱく質を合わせた
具だくさんサラダだから
食べごたえ満点

ごちそう**サラダ**とは？

たんぱく質たっぷり
だからお腹にたまる

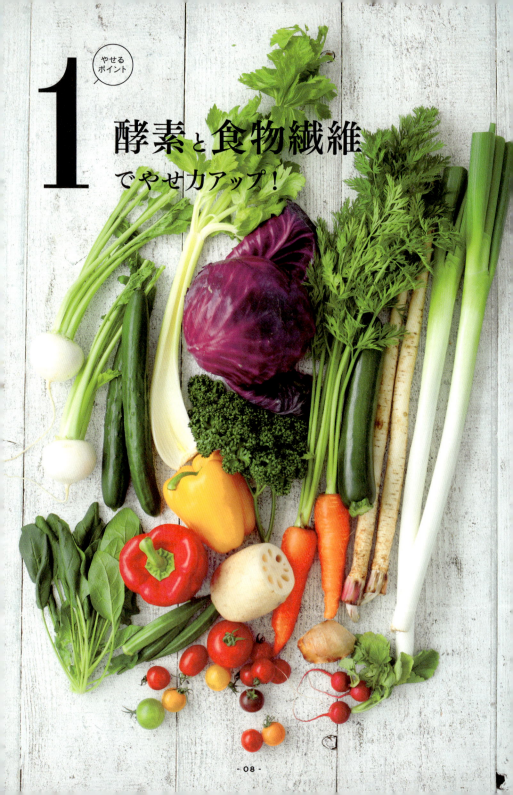

酵素は生きていくために
欠かせない栄養素

野菜を生で食べるメリットは"酵素"にあります。酵素には、**食べたものを消化・吸収する「消化酵素」**、呼吸をしたり病気になりにくい体を保つ**「代謝酵素」**、生の食物に豊富に含まれる**「食物酵素」**の3種類の酵素があり、体内から酵素がなくなってしまうと私たちは生きていくことができません。

食べ過ぎると代謝活動は後回しに

消化酵素と代謝酵素は、**一定の量をバランスよく保っています**。そのため、消化の悪いものを食べたり、暴食をして**消化酵素が大量に使われてしまうと**、生命活動をサポートする代謝酵素の量が減ってしまい、**代謝活動がおろそかになり、ためやすい体になってしまいます**。

酵素不足になってしまったら
生野菜などから酵素を摂取

体内でつくられる酵素が不足してしまったら、**生の野菜などから食物酵素を摂取して補うことがやせる体を作る近道です**。みなさんが好きな日本食の定番、焼き魚。これに大根おろしが添えてあるのはなぜだかご存じですか? 実はこれ、ただおいしいだけでなく**大根おろしの酵素が魚のたんぱく質の消化を助けてくれる**という理にかなった食べ方なのです。

食物繊維で美腸をつくることが
やせ&健康への近道

食物繊維は、腸のお掃除に欠かせない栄養素です。腸内環境が整って美腸になると、老廃物を排出(デトックス)→代謝アップ→美肌&健康につながります。やせるためにはまず、**健康であることが何より大切**なのです。

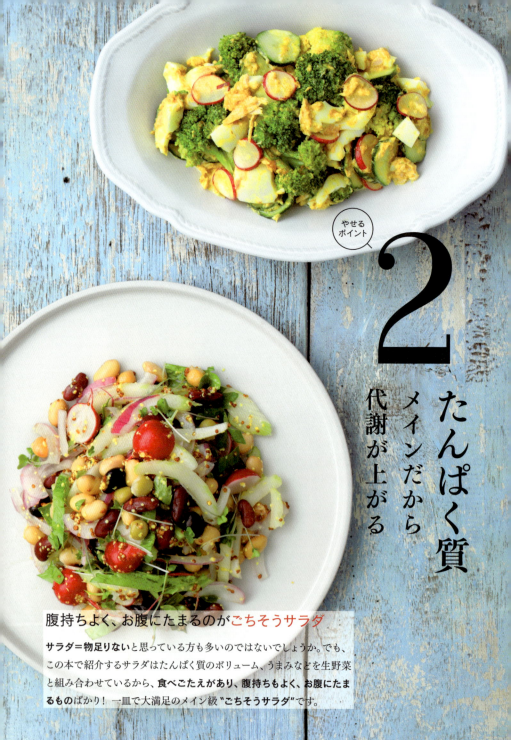

やせる
ポイント

2

たんぱく質

メインだから代謝が上がる

腹持ちよく、お腹にたまるのがごちそうサラダ

サラダ＝物足りないと思っている方も多いのではないでしょうか。でも、この本で紹介するサラダはたんぱく質のボリューム、うまみなどを生野菜と組み合わせているから、食べごたえがあり、腹持ちもよく、お腹にたまるものばかり！ 一皿で大満足のメイン級"ごちそうサラダ"です。

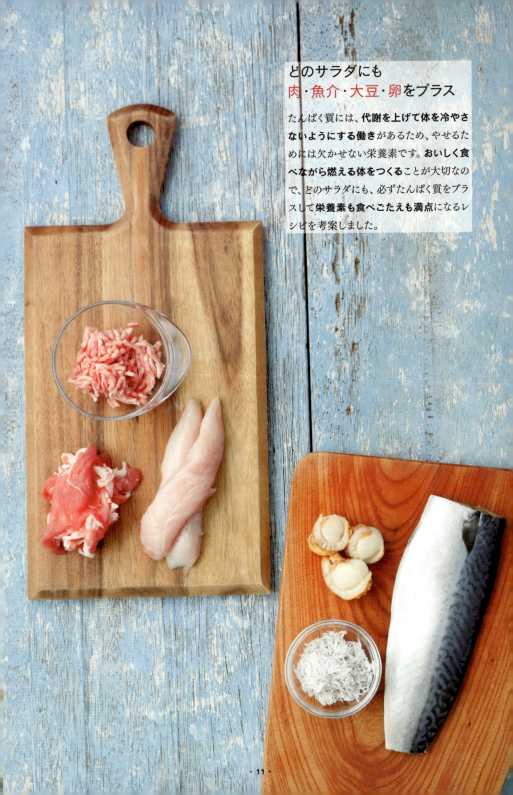

どのサラダにも
肉・魚介・大豆・卵をプラス

たんぱく質には、**代謝を上げて体を冷やさないようにする働き**があるため、やせるためには欠かせない栄養素です。**おいしく食べながら燃える体をつくる**ことが大切なので、どのサラダにも、必ずたんぱく質をプラスして**栄養素も食べごたえも満点**になるレシピを考案しました。

3

やせる
ポイント

酢&酒でむくみを解消

ドレッシングには
利尿作用のある
酢・酒を

ドレッシングに使う調味料のほとんどは、**酢＋酒**。酢は**脂肪の蓄積をおさえる、血糖値の上昇をおさえる**などの効果がありダイエットにぴったりな調味料のひとつ。酒はその**酸味をおさえ、コクやうまみをプラスする**役割を担っています。どちらも利尿作用があり、**体内の余分な水分や老廃物を排出してくれる**からむくみ解消に効果的です。

⚠ ドレッシングに使用している酒、みりんには**アルコール**が含まれるので小さいお子様、妊娠中の方、お酒に弱い方は注意が必要です。気になる方は、鍋に入れて一度沸騰させ、アルコール分を飛ばしてから使用しましょう。

本書のトリセツ

サラダは5つのジャンルに分類されています

毎日続けられるように、多彩な味わいの44品のサラダを紹介しています。
その日冷蔵庫にある食材&食べたい食材から選ぶのもOK（P.118参照）。

BEST10　　肉メイン　　魚介メイン　　豆メイン　　症状別

食べたいサラダから作ってOK

どのサラダを食べてやせるかはあなた次第。
まずは気になるサラダを作ってみて。

サラダだけで過ごすなら3日を1セットに

1食をサラダに置き換えても、3食すべてサラダでも、
自分の体調に合わせながら取り入れやすい方法でやってみましょう。
詳しくはP.14のシミュレーションを参考に。

○ドレッシングに使用している酒、みりんにはアルコールが含まれるので小さいお子様、妊娠中の方、
　お酒に弱い方は注意が必要です。気になる方は、鍋に入れて一度沸騰させ、
　アルコール分を飛ばしてから使用しましょう。
○レモンは国産のものを皮ごと使用しています。ワックスなどがついている場合は、
　ワックスを落とす、または皮をむいて使用してください。
○材料表の分量は、小さじ1＝5ml (cc)、大さじ1＝15ml (cc) です。
○電子レンジの加熱時間は目安です。メーカーや機種によって異なる場合があるので様子を見ながら調整してください。

やせる体をつくる
❶ 週間シミュレーション

糖質の摂りすぎを控え、たんぱく質たっぷりのサラダに置き換えることで
体は消化&代謝のエンジンがかかり、みるみるやせる体へと変化していきます。
自身の体調に合わせながら始めてみましょう。

昔ながらの和の食材を
バランスよく食生活に
取り入れるための合言
葉に、**「まごわやさし
い」**というものがあります。実はこのサラダにも、その食材がバランスよく入っているのです。何を食べようか迷ったら、これを参考にしてみてください。

バランスよく食べるコツ

この本で使用している食材

- **ま** 豆類 …… 豆腐、大豆、枝豆、みそなど
- **ご** ごまなどのナッツ類 …… 白ごま、黒ごま、アーモンド、くるみ、松の実など
- **わ** わかめなどの海藻類 …… わかめ、のりなど
- **や** 野菜 …… キャベツ、にんじん、トマト、ほうれん草、ブロッコリーなど
- **さ** 魚(魚介)類 …… さば、しらす、えび、いかなど
- **し** しいたけなどのきのこ類 …… しいたけなど
- **い** いも類 …… 里いもなど

CASE 1

1週間 夜だけサラダに置き換え

一番続けやすいのは夜だけ置き換えるパターン。夜は寝るだけだから、体の代謝機能はお休みモード。ガッツリの炭水化物は控え、たんぱく質たっぷりのサラダを食べましょう。

☀ 朝ごはん
☀ 昼ごはん

好きなものを食べてOK

朝と昼に何を食べるかは自由ですが、お昼に外食するなら、朝はフルーツなどで軽く済ませておくと◎。

🌙 夜ごはん

たんぱく質たっぷりサラダに置き換え

基本的にはどのサラダを選んでもOK! 肉、魚介、豆の中から、その日食べていない食材を選んでバランスよく食べるのがおすすめです。

体調に合わせてサラダを選んでも◎

イライラに効く!

しらすと香味野菜の
レモンサラダ (P.108)

- 14 -

CASE 2
1週間 朝と夜をサラダに置き換え

昼ごはんは好きなものを食べて、朝と夜をサラダに置き換えてみましょう。

☀ 朝ごはん

ボリュームのあるサラダや温かいサラダでエネルギーチャージ

朝はしっかりと食べてエネルギーを補給し、一日の活力にしましょう。温かいサラダもおすすめです。

おすすめのサラダ

ホットマスタードサラダ (P.24)

ささみとカッテージチーズのサラダ (P.28)

🌙 夜ごはん

食物繊維を意識したサラダを選ぼう

豆やきのこ、ごぼうなど食物繊維が豊富な食材を食べて、寝ている間に腸内クリーニング。

おすすめのサラダ

たらこと根菜のサラダ (P.82)

ひよこ豆とカッテージチーズのインド風サラダ (P.86)

CASE 3
3日間 3食をサラダに置き換え

一番頑張るプランがコレ。3食すべてサラダにする場合は、3日間連続まで。それ以上続けたい場合は、3~4日あけてからにしましょう。

☀ 朝ごはん
☀ 昼ごはん
🌙 夜ごはん

好きなサラダを食べる

サラダは基本的に1食につき1皿ですが、足りないと感じたらおかわりしてもOK。

> メイン食材は、肉、魚介、豆などをバランスよく摂りたいですが、野菜を使い切るためにも、冷蔵庫にある野菜でバランスをみてサラダを組み合わせてもOK。3日間を終えた翌日の食事にも注意が必要で、脂っぽいものや、小麦粉を使った料理は避けましょう。

おすすめサラダの組み合わせ

☀ 忙しい朝は手軽なツナ缶がおすすめ

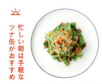
小松菜とツナのパルメザンチーズサラダ (P.80)

＋

☀ ボリューム満点な豚肉で腹持ち抜群！

豚肉とオクラのサラダ (P.34)

＋

🌙 にんにくやアンチョビなどのパンチがあると満足感あり

いかのガーリックグリルサラダ (P.40)

CONTENTS

PART.1 モデルに人気の ごちそうサラダ BEST 10

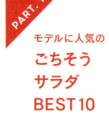
22
ミックスビーンズと
小松菜のサラダ

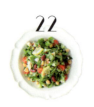
24
ホットチキン
マスタードサラダ

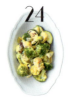
26
えびとパクチーの
タイ風サラダ

28
ささみとカッテージ
チーズのサラダ

30
ミックスビーンズと
紫キャベツの
粒マスタードサラダ

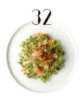
32
ささみと春菊の
みそだれサラダ

34
豚肉とオクラの
サラダ

36
ツナと卵の
マヨカレーサラダ

38
しらすと豆苗の
塩麹ドレッシング
サラダ

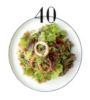
40
いかのガーリック
グリルサラダ

PART. 2 肉メインのごちそうサラダ

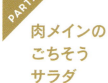

44 豚肉のスパイシーエスニックサラダ

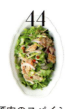

46 ささみとほうれん草の粒マスタードサラダ

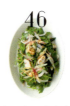

48 豚ひき肉のタイ風スパイシーサラダ

50 グリルラムと春菊のサラダ

52 ささみとブロッコリーのサラダ

54 ささみと夏野菜のイタリアン風サラダ

56 牛ひき肉とキャベツのアジアンサラダ

58 グリルラムと白菜のさっぱりサラダ

60 牛ひき肉とキャベツの韓国風サラダ

PART. 3 魚介メインのごちそうサラダ

64 かぶとしらすのガーリックパセリサラダ

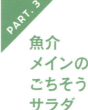
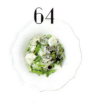

66 ツナと香味野菜のサラダ

68 さっぱりレモンとシーフードのサラダ

70 カラフルじゃこサラダ

72 豆苗とパプリカのツナサラダ

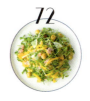

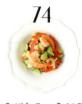
74
えびとみょうがの
さっぱりサラダ

76
たらこと
サニーレタスの
サラダ

78
じゃこと三つ葉の
シャキシャキ
サラダ

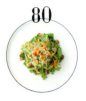
80
小松菜とツナの
パルメザンチーズ
サラダ

82
たらこと根菜の
サラダ

PART.4
豆メインの
ごちそう
サラダ

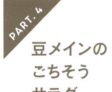
86
ひよこ豆と
カッテージチーズの
インド風サラダ

88
ひよこ豆と
ゴルゴンゾーラ
チーズのサラダ

90
枝豆とレタスの
スパイシーサラダ

92
ミックスビーンズと
大根のサラダ

94
ミックスビーンズと
セロリのサラダ

PART.5
症状別に効く!
ごちそう
サラダ

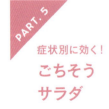
98
枝豆と里いもの
サラダ

100
ほたてと
いんげんのサラダ

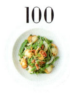
102
ささみとれんこんの
サラダ

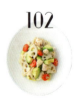

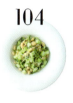
104
大豆のパルメザン
チーズサラダ

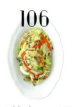
106
さばとキャベツの
さっぱりレモン
サラダ

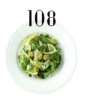
108
しらすと香味野菜の
レモンサラダ

110
さばとにらごぼう
サラダ

112
枝豆とわかめの
サラダ

114
いかとほうれん草の
サラダ

116
ひじきのごまマヨ
サラダ

04	「お腹にたまるサラダで体が変わる」
06	3日で2kgやせるごちそうサラダとは？
13	本書のトリセツ
14	やせる体をつくる1週間シミュレーション
20	COLUMN 01 Atsushi流ごちそうサラダは 簡単！ 時短！ 腹持ち抜群！
42	COLUMN 02 加えるだけでサラダがパワーアップ Atsushi流サラダ×チアシード
62	COLUMN 03 栄養を余すところなく！ 野菜は"生のまま"丸ごと味わおう
84	COLUMN 04 Atsushi流 やせ体質をつくるコツ
96	COLUMN 05 食感&風味アップに チーズ&ナッツが使える
118	材料別 ごちそうサラダINDEX
122	この本を手にしてくださったみなさまへ

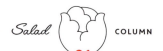

Salad COLUMN 01

Atsushi流ごちそうサラダは
簡単！時短！腹持ち抜群！

きれいにやせる近道は、まず継続すること。
だから本書で紹介するごちそうサラダには続くコツがたくさん！

CHECK 01

玉ねぎ
ねぎ etc.

スーパーで手に入る身近な食材しか使わないから **簡単！**

野菜、肉や魚介などのたんぱく質、調味料など、この本で紹介するサラダはすべてスーパーで手に入る食材で作ることができるから、簡単に今すぐ作れます。

CHECK 02

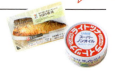

焼きさば、缶詰 etc.

缶詰やコンビニ食材をかしこく取り入れるから **時短！**

Atsushi流サラダ最大のコツは、缶詰や市販品、すでに下ごしらえ済みのものを取り入れること。たんぱく質は手軽に取り入れるのが時短＆継続させるポイントです。

CHECK 03

ドレッシングはあえる

肉はレンチン、ドレッシングはあえるテクで **時短！**

肉の下処理には、電子レンジも活用。時短になるだけでなく、臭みを取ったり、やわらかくするメリットも。ドレッシングは、別で作ってかける！のではなく、あえるテクで工程を1つ減らしています。かけるよりも少ない油で味がしっかりとなじみ、ヘルシーです。

CHECK 04

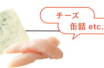

チーズ
缶詰 etc.

肉、魚介、大豆、チーズなどのたんぱく質と組み合わせるから **腹持ち抜群！**

消化のよい野菜に、肉、魚介、大豆などのたんぱく質を組み合わせることで食べごたえが増し、腹持ちのよいサラダに。チーズで風味やコクをプラスするのも腹持ちアップの秘訣。

PART. 1
モデルに人気の
ごちそうサラダ BEST 10

簡単でおいしいと人気のサラダを紹介します。
定番の食材で飽きのこない味つけ、
繰り返し作りたくなるレシピがランクインしています。
どれを作ろうか悩んだら、まずはこの中から選んでみてください。

調理時間
5 MINUTES

Mixed beans & japanese mustard spinach salad

ひよこ豆、大豆、赤いんげんをたっぷり使って、腹持ちキープ

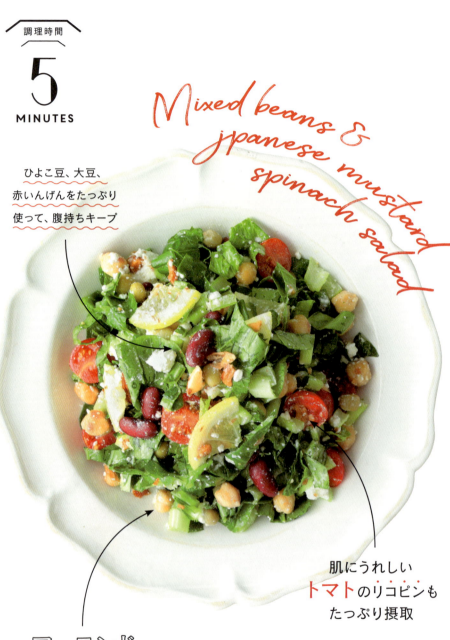

肌にうれしい**トマト**のリコピンもたっぷり摂取

アーモンドは食物繊維たっぷり！

アーモンドで食感と風味をプラス

ミックスビーンズと小松菜のサラダ

アクの少ない小松菜はサラダむきで栄養価も抜群。
トマトでさっぱりさせつつ、チーズのコクと風味で腹持ちのいいサラダに。

材料（1人分）

ミックスビーンズ	100g
小松菜	120g
ミニトマト	6個
アーモンド	20粒
カッテージチーズ	50g

ドレッシング

- ★レモン ……………… 1/2個
- ★EXバージンオリーブ油 … 小さじ1
- ★塩 ……………………… 少々

作り方

1. 小松菜は食べやすい大きさに切る。ミニトマトはヘタを取って縦半分に切る。

2. アーモンドはポリ袋などに入れて包丁の柄の部分で砕く。ドレッシングのレモンは、半量を薄いいちょう切り、残りはしぼる。

3. ボウルに、①、②、ミックスビーンズ、カッテージチーズを入れ、残りのドレッシングの材料を加えてあえる。

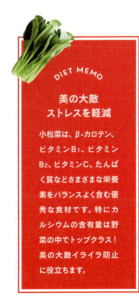

DIET MEMO

美の大敵ストレスを軽減

小松菜は、β-カロテン、ビタミンB1、ビタミンB2、ビタミンC、たんぱく質などさまざまな栄養素をバランスよく含む優秀な食材です。特にカルシウムの含有量は野菜の中でトップクラス！美の大敵イライラ防止に役立ちます。

調理時間
10
MINUTES

Hot mustard salad

なすの皮には
ポリフェノールがたくさん

ピクルスの
食感も楽しんで

高たんぱく質・低脂肪の
ささみは優秀食材

野菜は香ばしく焼いて風味よく

ホットチキンマスタードサラダ

ズッキーニは鉄分が豊富で、貧血の予防に◎。
マスタードには利尿作用があり、むくみもすっきり！

材料（1人分）

鶏ささみ	2本
なす	150g
ズッキーニ	1/2本
塩	少々
ブロッコリー	80g

ドレッシング
- ★ピクルスのみじん切り …… 20g
- ★マヨネーズ …… 大さじ1
- ★マスタード …… 大さじ1
- ★酢 …… 大さじ1

作り方

1. ささみはひと口大に切る。なす、ズッキーニは縦半分に切り、5mm厚さの半月切りにする。
2. フッ素樹脂加工のフライパンを中火で熱し、油をひかずに①を入れて焼き、軽く塩をふる。
3. ブロッコリーは食べやすい大きさに切り、耐熱皿に入れて電子レンジ（500W）で2分ほど加熱する。
4. ボウルに②、③を入れ、ドレッシングの材料を加えてあえる。

DIET MEMO

ブロッコリーは電子レンジ加熱なら栄養を逃さない

豊富な栄養素の中でも特にビタミンCが豊富。抗酸化作用が高いので、免疫力を高め、美肌効果も。ビタミンCは水に溶け出しやすいので、電子レンジで加熱するのがベター。栄養を逃さず食べられます。

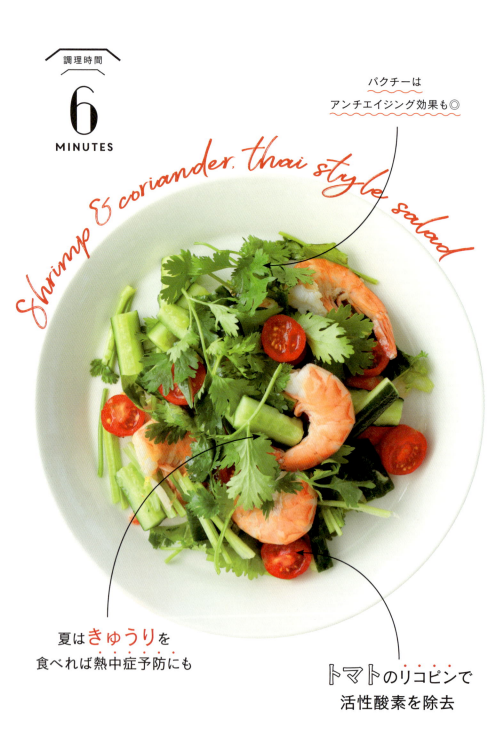

エスニックなナンプラーとレモンの組み合わせが好相性！

えびとパクチーの タイ風サラダ

BEST 10

ナンプラー×ごま油で一気にエスニック風に。
えびには体を温める作用があり血行不良の改善に役立ちます。

材料（1人分）

ゆでえび	6尾
パクチー	30g
きゅうり	1本
ミニトマト	8個

ドレッシング
- ★ レモンのしぼり汁 …… 1/2個分
- ★ ナンプラー …… 大さじ1
- ★ ごま油 …… 小さじ1

作り方

1. きゅうりは包丁の腹などでつぶし、3cm長さ、縦4等分に切る。
2. パクチーは食べやすい長さに切り、ミニトマトはヘタを取って縦半分に切る。
3. ボウルにえび、①、②を入れ、ドレッシングの材料を加えてあえる。

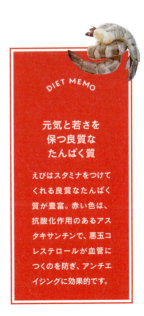

DIET MEMO

元気と若さを保つ良質なたんぱく質

えびはスタミナをつけてくれる良質なたんぱく質が豊富。赤い色は、抗酸化作用のあるアスタキサンチンで、悪玉コレステロールが血管につくのを防ぎ、アンチエイジングに効果的です。

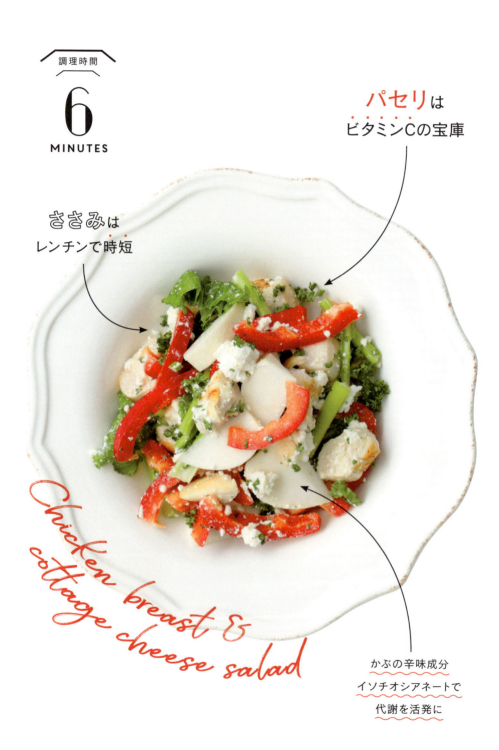

調理時間 **6** MINUTES

パセリはビタミンCの宝庫

ささみはレンチンで時短

Chicken breast & cottage cheese salad

かぶの辛味成分イソチオシアネートで代謝を活発に

肉厚で甘みのあるパプリカとかぶがさわやか

ささみとカッテージチーズのサラダ

BEST 10

カッテージチーズは他のチーズと比べても断然低カロリー＆高たんぱく質。
脂肪分が少なく淡泊な味わいですが、
サラダに加えると格別にうまみがアップします。

材料（1人分）

鶏ささみ……2本	パセリ……20g
カッテージチーズ……50g	**ドレッシング**
酢……大さじ1	★酢……大さじ1
しょうがのすりおろし……小さじ2	★EXバージンオリーブ油……小さじ1
かぶ……1個	★塩、粗びき黒こしょう……各少々
赤パプリカ……1/2個	

作り方

1. 耐熱皿（または耐熱ボウル）にささみ、酢、しょうがを入れ、電子レンジ（500W）で2分ほど加熱する。

2. かぶは葉ごと食べやすい大きさに切る。パプリカは縦に細切り、パセリはみじん切りにする。

3. ①のささみは汁ごとフォークなどでほぐす。

4. ボウルに②、③、カッテージチーズを入れ、ドレッシングの材料を加えてあえる。

DIET MEMO

β-カロテンは油と一緒に食べて吸収率アップ

パプリカにはβ-カロテンとビタミンCが豊富でビタミンCは加熱で壊れにくいのが特徴。β-カロテンは油分と一緒に摂ると吸収率アップ。高い抗酸化作用で、アンチエイジング、免疫力アップに効果的です。

調理時間
6
MINUTES

カリウムが豊富なセロリで
むくみを改善

Mixed beans & red cabbage, mustard salad

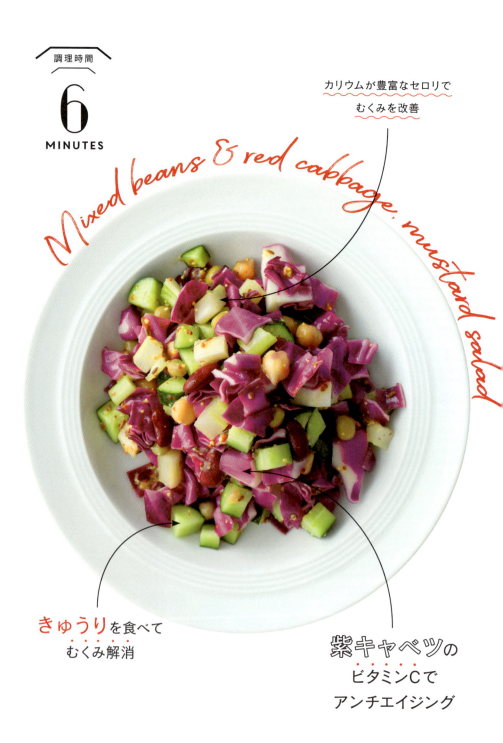

きゅうりを食べて
むくみ解消

紫キャベツの
ビタミンCで
アンチエイジング

セロリの風味に粒マスタードのパンチが◎

ミックスビーンズと紫キャベツ の粒マスタードサラダ

紫キャベツ、きゅうり、セロリは食感が楽しめるのはもちろん、
咀嚼回数も増えるから満腹感の出やすい組み合わせ。

材料（1人分）

ミックスビーンズ	110g
紫キャベツ	100g
きゅうり	1本
セロリ	80g

ドレッシング

★粒マスタード	大さじ1
★酢	大さじ1
★EXバージンオリーブ油	小さじ1
★クミンシード	小さじ1
★塩	少々

作り方

1. 紫キャベツは1cm四方に切る。きゅうりは1.5cm幅の角切りにする。セロリは根元は粗みじん切り、葉はざく切りにする。

2. ボウルに①、ミックスビーンズを入れ、ドレッシングの材料を加えてあえる。

DIET MEMO

クミンは ビタミン不足の 味方

胃腸の働きをよくする手助けをしてくれるクミン。消化に時間のかかる肉類と一緒に摂ると、消化を助けてくれます。ビタミンA・C・E、B₂など各種ビタミンもバランスよく含みます。

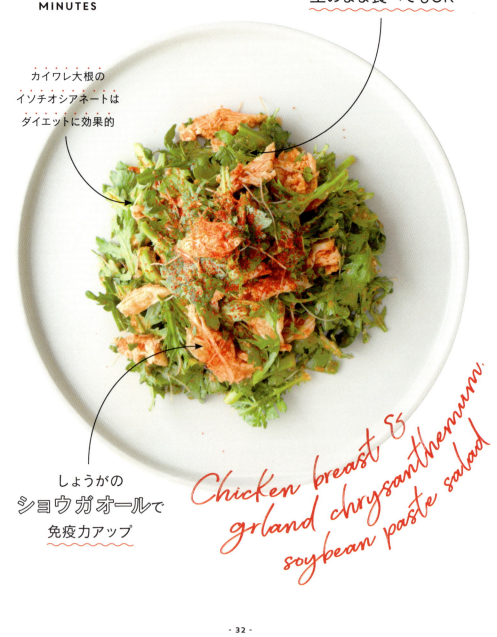

韓国風のピリ辛サラダ

ささみと春菊の みそだれサラダ

BEST 10

春菊は血液をサラサラにするので、
生活習慣病を予防し、美肌効果もあります。

材料（1人分）

鶏ささみ	2本
春菊	100g
カイワレ大根	1/2パック
しょうが	20g
塩	少々
一味とうがらし	少々

ドレッシング

★酒	大さじ1
★白すりごま	大さじ1
★酢	大さじ1
★みそ	小さじ2
★コチュジャン	小さじ2
★ごま油	小さじ1

作り方

1. 春菊、カイワレ大根は食べやすい長さに切る。しょうがはみじん切りにする。

2. ささみはひと口大に切る。フッ素樹脂加工のフライパンを中火で熱し、油をひかずに焼き、軽く塩をふる。

3. ボウルにドレッシングの材料をすべて入れ、よく混ぜ合わせる。

4. ③のボウルに①、②を加えてあえる。器に盛り、一味とうがらしをふる。

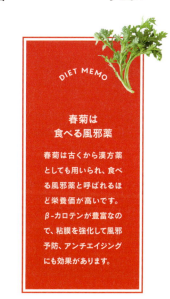

DIET MEMO

春菊は 食べる風邪薬

春菊は古くから漢方薬としても用いられ、食べる風邪薬と呼ばれるほど栄養価が高いです。β-カロテンが豊富なので、粘膜を強化して風邪予防、アンチエイジングにも効果があります。

調理時間
8 MINUTES

Pork & okra salad

トマトのリコピンは油と一緒に摂ることで吸収率アップ

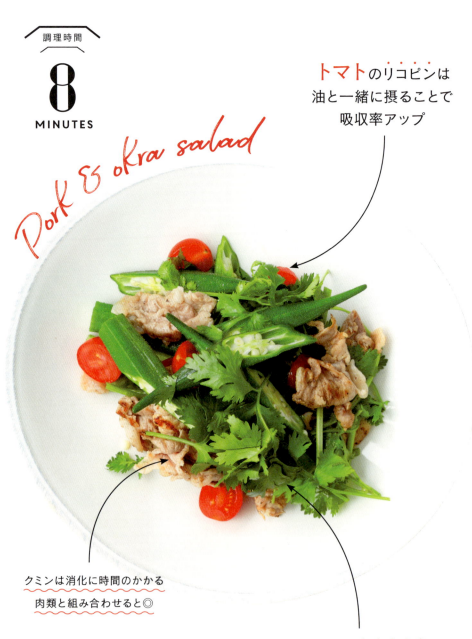

クミンは消化に時間のかかる肉類と組み合わせると◎

レモンのビタミンCで免疫力アップ、風邪予防に

ボリュームのある豚肉＋さっぱり夏野菜

豚肉と
オクラのサラダ

別名"疲労回復のビタミン"とも呼ばれる豚肉のビタミンB1と
夏野菜のオクラの組み合わせで夏バテ防止！

BEST 10

材料（1人分）

豚もも薄切り肉	120g
オクラ	10本
ミニトマト	7個
パクチー	30g

ドレッシング

★レモンのしぼり汁	1/2個分
★EXバージンオリーブ油	小さじ1
★クミンシード	小さじ1
★塩	少々

作り方

1 オクラはガクを取り、斜めに半分に切る。ミニトマトはヘタを取って縦半分に切る。パクチーは食べやすい長さに切る。

2 フッ素樹脂加工のフライパンを中火で熱し、油をひかずに豚肉を入れて焼く。

3 ボウルに①、②を入れ、ドレッシングの材料を加えてあえる。

DIET MEMO

オクラの
ぬめり成分は
食物繊維！

オクラはβ-カロテンをはじめ、カリウム、カルシウム、マグネシウム、リンなどと各種ビタミンを豊富に含む栄養価の高い野菜。オクラのぬめり成分はペクチンなどの食物繊維で、胃腸を整えて、便秘の改善にも。

調理時間
15 MINUTES

卵とツナで
たんぱく質補給

ラディッシュの
アミラーゼで胃のむかつきや
胃もたれを解消

ブロッコリーの
ビタミンCで美肌に！

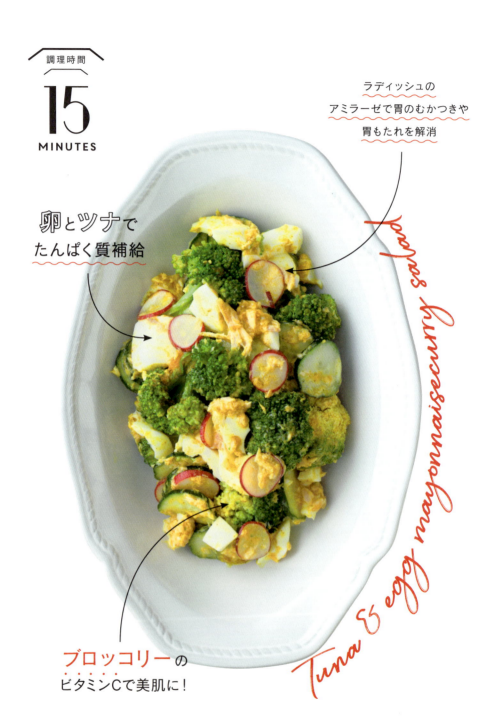

Tuna & egg mayonnaisecurry salad

スパイスの効いたカレー風味がたまらない！

ツナと卵の
マヨカレーサラダ

BEST 10

栄養バランスの優れたブロッコリーは、
発汗作用のあるカレー粉と合わせて新陳代謝を促します。

材料（1人分）

ツナ缶（ノンオイル）	1缶
卵	2個
ブロッコリー	150g
きゅうり	1/2本
ラディッシュ	3個

ドレッシング

★マヨネーズ	大さじ1
★酢	大さじ1
★カレー粉	小さじ1
★塩	少々

作り方

1. 卵は沸騰した湯に入れて10分ほどゆでる。殻をむき、粗みじん切りにする。

2. ブロッコリーは食べやすい大きさに切り、電子レンジ（500W）で2分ほど加熱する。

3. きゅうり、ラディッシュは輪切り、葉は食べやすい大きさに切る。

4. ボウルに①、②、③、ツナ（缶汁ごと）を入れ、ドレッシングの材料を加えてあえる。

DIET MEMO
ブロッコリー＆きゅうりパワーでデトックス

ブロッコリーは高い抗酸化力のあるイソチオシアネートの働きで、アンチエイジング＆デトックスに効果的。また、ブロッコリー、きゅうりともに利尿効果があるカリウムが豊富なため、むくみもスッキリ。

調理時間
5
MINUTES

豆苗は女性にうれしい
ビタミン・葉酸が豊富

しらすのタウリンで
肝機能を高めて
疲れ知らず

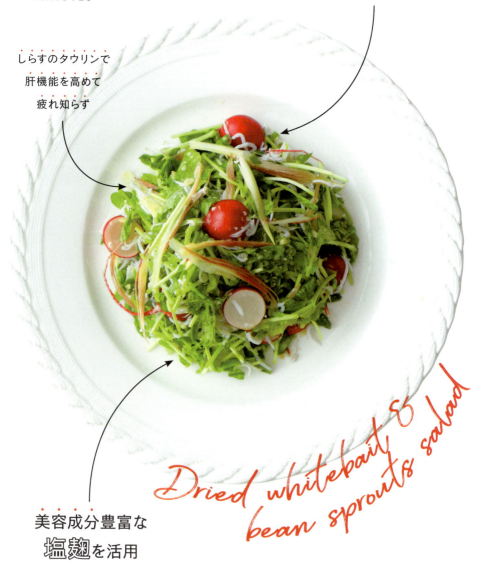

Dried whitebait & bean sprouts salad

美容成分豊富な
塩麹を活用

塩麹があればサラダの味も簡単に決まる

しらすと豆苗の塩麹ドレッシングサラダ

BEST 10

生の豆苗のシャキシャキ食感がおいしいサラダです。
ラディッシュの葉は栄養価が高いため、丸ごと使うのがおすすめ。

材料（1人分）

しらす	100g
豆苗	1パック
ラディッシュ	4個
みょうが	2個

ドレッシング

★塩麹	大さじ1
★酢	大さじ1
★酒	大さじ1
★しょうがのすりおろし	小さじ2
★ごま油	小さじ1

作り方

1. 豆苗は根元を切り落として2cm長さに切る。ラディッシュは葉を残したまま縦半分に切る。みょうがはせん切りにする。

2. ボウルに①、しらすを入れ、ドレッシングの材料を加えてあえる。

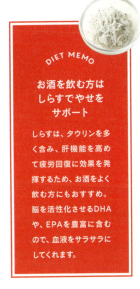

DIET MEMO

お酒を飲む方はしらすでやせをサポート

しらすは、タウリンを多く含み、肝機能を高めて疲労回復に効果を発揮するため、お酒をよく飲む方にもおすすめ。脳を活性化させるDHAや、EPAを豊富に含むので、血液をサラサラにしてくれます。

調理時間
10 MINUTES

Squid grille garlic grill salad

にんにくのアリシンの働きで
血行促進&代謝アップ

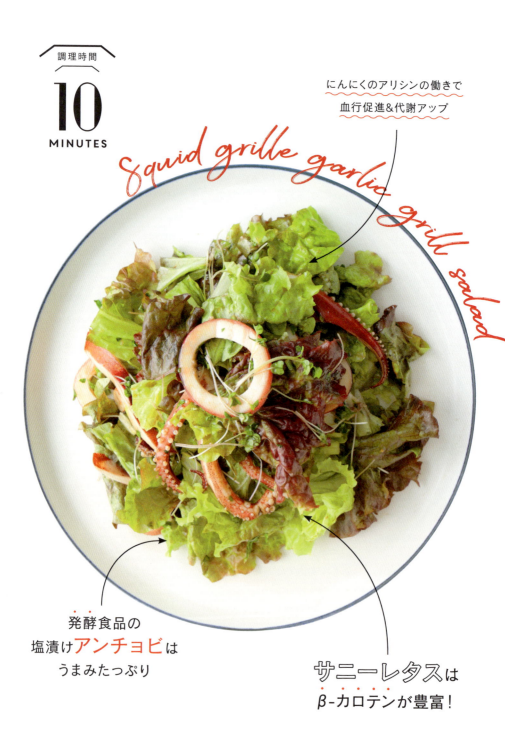

発酵食品の
塩漬け**アンチョビ**は
うまみたっぷり

サニーレタスは
β-カロテンが豊富！

風味よく炒めたにんにくとアンチョビが食欲をそそる

いかのガーリック
グリルサラダ

BEST 10

スーパーフードでもあるブロッコリースプラウトは
強力な抗酸化成分であるスルフォラファンを豊富に含み
美肌やアンチエイジングなどのうれしい効果が。

材料（1人分）

ボイルいか	100g
サニーレタス	110g
ブロッコリースプラウト	25g
パセリ	15g

ドレッシング

★にんにくの粗みじん切り	2片分
★アンチョビ（フィレ）	5枚
★バルサミコ酢	大さじ2
★EXバージンオリーブ油	小さじ1
★塩	少々

作り方

1 いかは食べやすい大きさに切る。サニーレタス、ブロッコリースプラウトは食べやすい大きさに切る。パセリはみじん切りにする。

2 フライパンにドレッシングのオリーブ油を中火で熱し、にんにく、アンチョビを入れる。アンチョビをつぶすように炒めて香りが立ったらいか、パセリを加えてさっと炒める。

3 ボウルにサニーレタス、ブロッコリースプラウト、②を入れ、残りのドレッシングの材料を加えてあえる。

DIET MEMO

高たんぱく＆低脂質なダイエット食材

いかは高たんぱく質・低脂肪なので、きれいにやせるためにはぜひ摂取したい食材。血を養い、貧血、月経過多などの改善に役立つので女性の味方。タウリンが豊富で肝機能を高めるため、疲労回復にも効果的です。

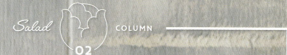

Salad COLUMN 02

加えるだけでサラダがパワーアップ
Atsushi流サラダ×チアシード

「Atsushi流サラダ」だけでの効果はもちろん、栄養価をパワーアップさせたい場合は、いろいろなうれしい効果があるスーパーフード『チアシード』と組み合わせるのも◎。

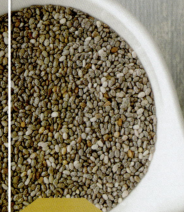

うれしい栄養

良質なたんぱく質が豊富

良質なたんぱく質がたっぷり入っており、普段の食事では不足しがちなアミノ酸を摂ることができます。

体内では作れない α-リノレン酸も摂れる

青魚などに含まれるDHAやEPAの脂肪酸でもあるα-リノレン酸が豊富に含まれ、脳の働きを助ける、コレステロール値を低下させるなどの効果があります。

おなかの中で膨らむので満腹感アリ!

水分に反応して膨らむ性質があるため、お腹の中で膨らみ、とても満腹感が得られます。食べ過ぎを防ぐことにもつながります。

チアシードとは?
水でジェル状に膨らむ α-リノレン酸が豊富な スーパーフード

南米ではポピュラーな植物の種子であるチアシード。ひとつひとつはとても小さいですが、水に浸すとジェル状になり、約10倍に膨らみます。

Atsushi 流食べ方

ドレッシングにあえるだけ

通常の食べ方では水でいったん戻してから使うことが多いチアシードですが、Atsushi流てはドレッシングと一緒にあえるだけでもOK。戻す手間が省けるのでおすすめ。ドレッシングの水分を吸ってジェル状に戻ります。

PART. 2
肉メインの
ごちそうサラダ

豚肉、鶏肉、牛肉、ラム肉などを使ったサラダを紹介。
食べごたえやボリュームがあるのはもちろん、
肉のうまみを引き出す調理法や、時短になるレンチン下ごしらえ、
臭みをなくすワザなど、ためになるコツも満載です。

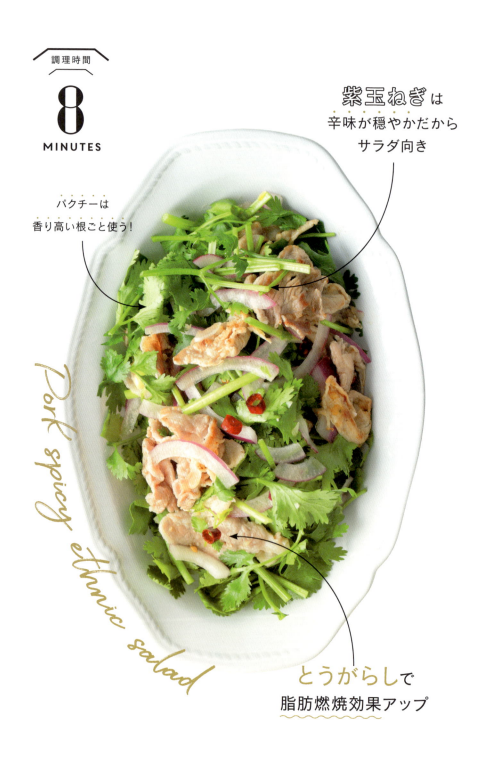

砂糖は使わず、みりんで自然な甘みをプラス

豚肉のスパイシー エスニックサラダ

肉メイン

豚肉はゆでるとかたくなるので炒めるのがポイント。
油はひかず、豚肉から出る脂でしっとりと炒めましょう。

材料（1人分）

豚もも薄切り肉 ……………… 120g
パクチー ……………………… 60g
紫玉ねぎ …………………… 1/2個
赤とうがらしの輪切り …… 2本分
塩 …………………………… 少々

ドレッシング

★レモンのしぼり汁 …… 1/2個分
★みりん ………………… 大さじ1
★ナンプラー …………… 大さじ1
★にんにくのみじん切り … 1片分

作り方

1 フッ素樹脂加工のフライパンを中火で熱し、油をひかずに豚肉、赤とうがらしを入れて炒め、軽く塩をふる。

2 パクチーは食べやすい長さに切る。紫玉ねぎは薄切りにする。

3 ボウルに①、②を入れ、ドレッシングの材料を加えてあえる。

DIET MEMO

栄養価が高くデトックス効果も

パクチーは栄養価の高い香草。ビタミンA、ビタミンB2、ビタミンCなどが豊富で、抗酸化作用が高いのでアンチエイジング効果に優れています。体内にたまった重金属などを体外に排出する高いデトックス作用があります。

- 45 -

調理時間 8 MINUTES

Chicken breast & spinach grain mustard salad

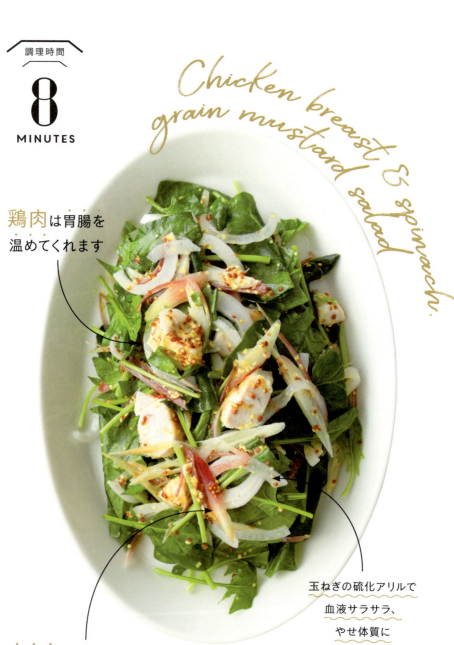

鶏肉は胃腸を温めてくれます

生理痛がひどいときはみょうがを食べよう

玉ねぎの硫化アリルで血液サラサラ、やせ体質に

香ばしく焼いたささみのうまみも加えて

ささみとほうれん草の粒マスタードサラダ

薬効のある玉ねぎとみょうがが加わり、体にうれしい一皿。
ほうれん草は食物繊維が豊富で便秘改善に役立ちます。

肉メイン

材料（1人分）

鶏ささみ	2本
サラダほうれん草	100g
玉ねぎ	小1/2個
みょうが	2個
塩	少量

ドレッシング

★粒マスタード	大さじ2
★酢	大さじ1
★酒	大さじ1
★EXバージンオリーブ油	小さじ1

作り方

1. ささみ、ほうれん草は食べやすい大きさに切る。玉ねぎは薄切り、みょうがはせん切りにする。

2. フッ素樹脂加工のフライパンを中火で熱し、油をひかずにささみを入れて両面を焼き、軽く塩をふる。

3. ボウルにほうれん草、玉ねぎ、みょうが、②を入れ、ドレッシングの材料を加えてあえる。

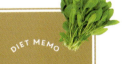

DIET MEMO
サラダほうれん草なら生のままで手軽に栄養摂取

サラダほうれん草はアクが少ないため、生のまま食べられるのが魅力。β-カロテンが豊富で風邪や動脈硬化の予防、アンチエイジング、免疫力アップに効果的です。鉄分も豊富なので、貧血の予防にも。

調理時間

8
MINUTES

三つ葉のβ-カロテンで
美髪・美肌

Ground pork thai style salad

松の実は一粒に
栄養がぎっしり

暑い日は**みょうが**を
食べて発汗！

パクチーと三つ葉を合わせて風味豊かな一品に

豚ひき肉のタイ風スパイシーサラダ

さっぱりとした野菜にひき肉が絡んで食べごたえ満点。
栄養豊富で、漢方や薬膳でも取り入れられている"松の実"も加えてパワーアップ。

材料（1人分）

豚ひき肉	120g
パクチー	30g
三つ葉	30g
青ねぎ	50g
みょうが	3個
赤とうがらしの輪切り	2本分
松の実	大さじ1
塩	少々

ドレッシング
- ★ ナンプラー……大さじ1
- ★ 酢……大さじ1
- ★ ごま油……小さじ1

作り方

1. フッ素樹脂加工のフライパンを中火で熱し、油をひかずにひき肉、赤とうがらし、松の実を炒め、軽く塩をふる。

2. パクチー、三つ葉は食べやすい長さに切る。青ねぎは4cm長さ、みょうがは輪切りにする。

3. ボウルに①、②を入れ、ドレッシングの材料を加えてあえる。

DIET MEMO

疲労回復のビタミンパワー

豚肉は良質なたんぱく質。疲労回復効果のあるビタミンB_1が肉類では一番豊富に含まれています。ビタミンB_1は長時間の加熱で壊れてしまうので、さっと炒めるのがポイントです。

肉メイン

調理時間
8 MINUTES

春菊は食べる風邪薬と呼ばれるほど栄養満点

みょうがで
むくみ解消

酢、ピクルスの
クエン酸で疲労回復

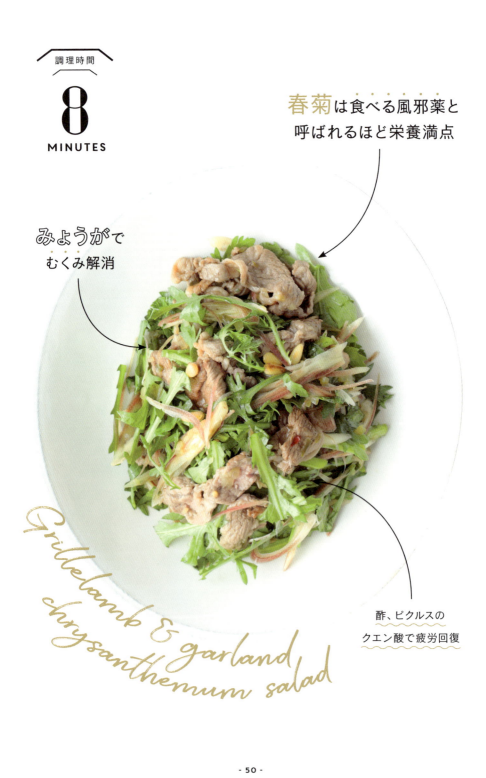

Grilled lamb & garland chrysanthemum salad

ラムは炒めることでやわらかく臭みも消える

グリルラムと春菊のサラダ

春菊はアクが強いと思われがちですが
実は生食にもおすすめの食材。
β-カロテン、食物繊維など美容にうれしい栄養素が詰まっています。

材料（1人分）

ラム薄切り肉（赤身）	120g
春菊	120g
みょうが	3個
ピクルス	50g
松の実	大さじ1
塩	少々

ドレッシング
- ★バルサミコ酢 ……… 大さじ1
- ★酒 ……… 大さじ1
- ★EXバージンオリーブ油 … 小さじ1

作り方

1. 春菊は食べやすい長さに切る。みょうがはせん切りにする。ピクルスはみじん切りにする。

2. フッ素樹脂加工のフライパンを中火で熱し、油をひかずにラム肉、松の実を炒め、軽く塩をふる。

3. ボウルに①、②を入れ、ドレッシングの材料を加えてあえる。

DIET MEMO

ヘルシーなラム肉は脂肪燃焼を手助け

ラム肉には脂肪燃焼効果のあるL-カルニチンが豊富に含まれ、肉類ではダントツ。コレステロールが少ないから、血圧が高めの人にもおすすめです。鉄分、ビタミンB群が豊富で貧血予防にも効果的。

調理時間
10
MINUTES

Chicken breast & broccoli salad

ささみは酢で
やわらかく

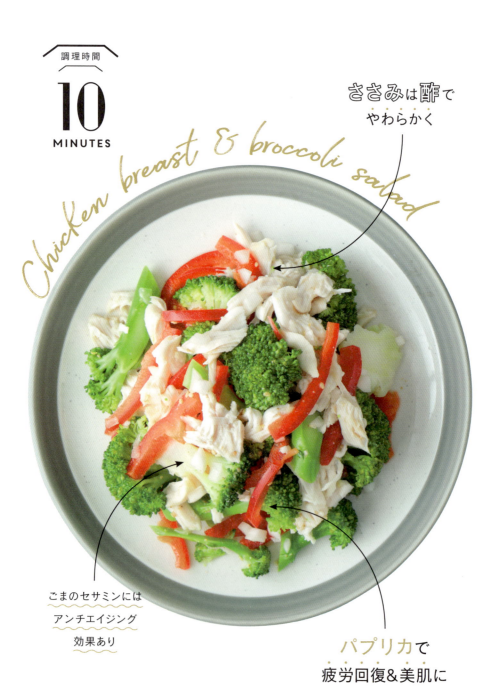

ごまのセサミンには
アンチエイジング
効果あり

パプリカで
疲労回復&美肌に

ブロッコリーは食感を残して食べごたえアップ

ささみと
ブロッコリーのサラダ

ささみに含まれるコラーゲンは
パプリカのビタミンCと一緒に摂ることで効果を発揮します！

肉メイン

材料（1人分）

鶏ささみ	2本
ブロッコリー	120g
酢	大さじ1
しょうがのすりおろし	小さじ2
赤パプリカ	1/2個
玉ねぎ	1/2個

ドレッシング

★ナンプラー	大さじ1
★酢	大さじ1
★白すりごま	大さじ1
★ごま油	小さじ1

作り方

1 耐熱皿（または耐熱ボウル）にささみ、酢、しょうがを入れ、電子レンジ（500W）で2分ほど加熱する。

2 ブロッコリーは食べやすい大きさに切り、耐熱皿に入れて電子レンジで2分ほど加熱する。

3 パプリカは細切り、玉ねぎはみじん切りにする。①のささみは汁ごとフォークなどでほぐす。

4 ボウルに②、③を入れ、ドレッシングの材料を加えてあえる。

DIET MEMO

**腹持ち抜群
ダイエット中の
強い味方**

低糖質、低脂質のささみはサラダに積極的に取り入れたい良質なたんぱく質です。胃腸を温める働きがあるので、食欲不振や下痢を改善します。

調理時間
10
MINUTES

Chicken breast & summer vegetable italian salad

夏野菜で
夏バテ防止

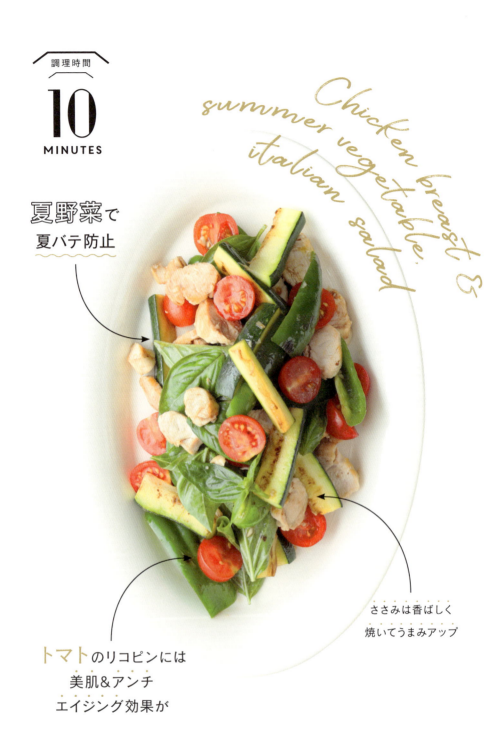

ささみは香ばしく
焼いてうまみアップ

トマトのリコピンには
美肌&アンチ
エイジング効果が

さわやかなバジルと野菜の香ばしさがマッチ

ささみと夏野菜の イタリアン風サラダ

肉メイン

ピーマンは熱に強いビタミンCとビタミンPを多く含み、
アンチエイジング、生活習慣病の予防に。

材料（1人分）

鶏ささみ	2本
ズッキーニ	1本
ピーマン	3個
ミニトマト	7個
塩	少々
バジル	片手1杯分

ドレッシング
- ★ にんにくのみじん切り …… 1片分
- ★ バルサミコ酢 …… 大さじ1
- ★ EXバージンオリーブ油 …… 小さじ1
- ★ 塩 …… 少々

作り方

1. ささみはひと口大に切る。ズッキーニは長さを3等分にし、縦8等分に切る。ピーマンは縦6等分にする。ミニトマトはヘタを取って縦半分に切る。

2. フッ素樹脂加工のフライパンを中火で熱し、油をひかずにささみ、ズッキーニ、ピーマンを入れて焼き、軽く塩をふる。

3. ボウルにミニトマト、②、バジルを入れ、ドレッシングの材料を加えてあえる。

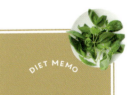

DIET MEMO

胃もたれしたら バジルで すっきり

胃の働きを助け、消化を促します。β-カロテンが豊富なので、粘膜を強化してくれ、風邪予防、アンチエイジング効果が。胃もたれも防いでくれます。

調理時間
10 MINUTES

デトックスには
パクチーが最適

肉には消化を
助けてくれる
キャベツが好相性

Ground beef & cabbage asian salad

合いびきよりヘルシーな
赤身の牛ひき肉をチョイス

オイスターソースとにんにくでパンチのある味に

牛ひき肉とキャベツのアジアンサラダ

肉メイン

キャベツはビタミンCが豊富で美肌や風邪予防に効果的。
胃を守ってくれるビタミンUも含むので胃もたれに◎。

材料（1人分）

牛ひき肉（赤身）	120g
キャベツ	150g
パクチー	30g
にんにくのみじん切り	1片分
糸とうがらし	好みで適量

ドレッシング

★ナンプラー	大さじ1
★オイスターソース	大さじ1
★酢	大さじ1
★酒	小さじ1

作り方

1. キャベツは細切りにする。パクチーは食べやすい長さに切る。

2. フッ素樹脂加工のフライパンを中火で熱し、油をひかずににんにくを炒め、香りが立ったらひき肉を加えてさらに炒める。

3. ボウルに①、②を入れ、ドレッシングの材料を加えて混ぜ合わせる。器に盛り、好みで糸とうがらしをのせる。

DIET MEMO

にんにくのアリシンで代謝アップ

にんにくに含まれるアリシンには血行促進効果があり、体を温め、冷えを改善してくれます。代謝が上がり、血液もサラサラに。疲労回復、脳の活性化にも効果があります。

調理時間

10
MINUTES

Grillelamb & chinese cabbage freshly salad

脂肪燃焼効果の
あるラム肉は
L-カルニチンがたっぷり

ポン酢なら
簡単に味がきまる

ねぎの
辛味・硫化アリルで
免疫力アップ

しょうがの香るポン酢でいただきます

グリルラムと白菜のさっぱりサラダ

肉メイン

白菜のシャキシャキ食感が楽しいサラダです。
味をなじませたいときは繊維に対して直角に、
歯ごたえを残したいときは、繊維にそって切るのがおすすめです。

材料(1人分)

- ラム肉(赤身) …………… 120g
- 白菜 ………………………… 120g
- 青ねぎ ……………………… 30g
- 塩 …………………………… 少々
- 一味とうがらし …………… 少々

ドレッシング
- ★ ポン酢 …………… 大さじ2
- ★ 酒 ………………… 大さじ1
- ★ 白すりごま ……… 大さじ1
- ★ ごま油 …………… 小さじ1
- ★ しょうがのすりおろし … 小さじ1

作り方

1. 白菜は細切り、青ねぎは3cm長さに切る。

2. フッ素樹脂加工のフライパンを中火で熱し、油をひかずにラム肉を入れて焼き、軽く塩をふる。

3. ボウルに①、②を入れ、ドレッシングの材料を加えてあえる。器に盛り、一味とうがらしをふる。

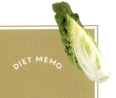

DIET MEMO
みずみずしい白菜は生でもおいしい

白菜はビタミン、ミネラルをバランスよく含み、胃腸を整え、消化を促進、便通をよくする働きがあります。低カロリーでビタミンCが豊富なので、肌荒れ予防、美肌効果も。

調理時間
10
MINUTES

にんじんのβ-カロテンで
免疫力アップ

すっきり美腸には
ごまが効果的

キャベツの
ビタミンUで
胃の働きを高める

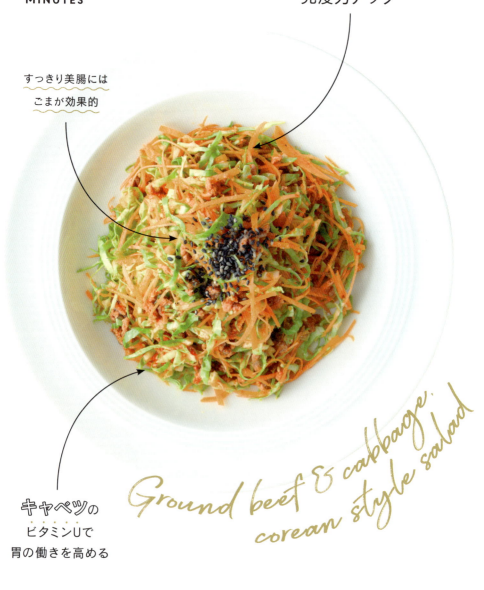

Ground beef & cabbage, corean style salad

家にある調味料で手軽に韓国風が完成！

牛ひき肉とキャベツの 韓国風サラダ

牛ひき肉のうまみとコチュジャンの辛みがよく合います。
しっかり味でボリュームのあるおかず風サラダです。

材料（1人分）

牛ひき肉	120g
キャベツ	150g
にんじん	1/2本
黒いりごま	大さじ1

ドレッシング

★コチュジャン	大さじ1
★酢	大さじ1
★酒	大さじ1
★しょうがのすりおろし	小さじ1
★ごま油	小さじ1
★塩	少々

作り方

1. キャベツ、にんじんはせん切りにする。
2. フッ素樹脂加工のフライパンを中火で熱し、油をひかずにひき肉を入れて炒める。
3. ボウルにドレッシングの材料を入れてよく混ぜ合わせる。
4. ③のボウルに①、②を入れてあえ、器に盛って黒ごまをふる。

DIET MEMO

栄養価の高い牛肉は天然の"美容ビタミン"

牛肉はたんぱく質、ミネラルが豊富で、体の機能を高めてくれる食材。貧血予防に役立つ鉄分や、脂肪燃焼効果のあるL-カルニチンが豊富。美容ビタミンと呼ばれるビタミンB₂も脂肪燃焼に欠かせない栄養素です。

肉メイン

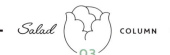

栄養を余すところなく！
野菜は"生のまま"丸ごと味わおう

野菜の調理法はいろいろとありますが、素材の栄養や食感を楽しむために基本的に生で食べるのがおすすめ。そのメリットをご紹介します。

皮ごと

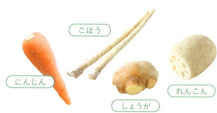

野菜の皮には、体を酸化させてしまう活性酸素をおさえるポリフェノールが豊富に含まれているものがあります。抗酸化作用があるので、皮ごと食べると◎。

（にんじん／ごぼう／しょうが／れんこん）

葉ごと

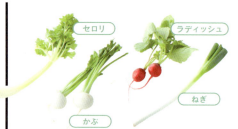

かぶなどの野菜の葉にも、強い抗酸化作用があるものがあります。β-カロテンなどが豊富に含まれているなど、栄養価も実は葉の方が高い場合も。

（セロリ／ラディッシュ／かぶ／ねぎ）

種ごと

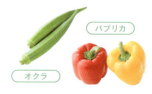

パプリカなどの野菜の種にも、血液をサラサラにしてくれるピラジンや、過剰な塩分を排出してくれる作用のカリウムなどうれしい栄養が豊富に入っている場合も。

（オクラ／パプリカ）

ADVICE　スーパーで四季を楽しもう！

どこのスーパーへ行っても必ず入り口にあるのが青果物コーナー。それは、スーパーに並ぶ食品の中で、〝春夏秋冬〟を感じることができるのが野菜＆果物だからです。カラフルな野菜で夏を感じたり、きのこや根菜が並んで秋を感じたり、旬の野菜や果物でガラリとお店の雰囲気が変わるのです。ぜひ、スーパーへ行った際、意識してみてください。いつもと違う光景を楽しめますよ♪

PART. 3
魚介メインの
ごちそうサラダ

魚介を使ったサラダの特徴は、なんといっても簡単なこと。
切ったり、さばいたりする手間のないような食材選びをしています。
市販品などもかしこく取り入れているので
普段、肉食に偏りがちな方はぜひ作ってみてください。

調理時間
5 MINUTES

Turnip & dried whitebait garlic parsley salad

レモンで
体の内側から美肌に

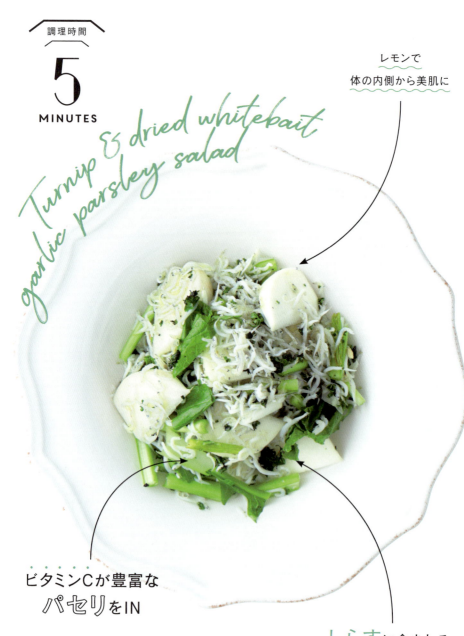

ビタミンCが豊富な
パセリをIN

しらすに含まれる
タウリンで疲労回復

ケッパーを加えるとグッと深みのある味に

かぶとしらすの ガーリックパセリサラダ

パセリの栄養価の高さは葉野菜の中でトップクラス。
アンチエイジング、風邪の予防、むくみ解消に効果があります。

魚介メイン

材料（1人分）

しらす	100g
かぶ	小2個
パセリ	20g
にんにくのみじん切り	1片分
ケッパー	大さじ1

ドレッシング
- ★ レモンのしぼり汁 … 1/2個分
- ★ EXバージンオリーブ油 … 小さじ1
- ★ 塩 … 少々

作り方

1. かぶは薄いくし形切り、葉はざく切り、パセリはみじん切りにする。

2. フライパンにドレッシングのオリーブ油を中火で熱し、にんにくを入れて炒め、香りが立ったら取り出す。

3. ボウルにかぶ、しらす、パセリ、ケッパー、②を入れ、残りのドレッシングの材料を加えてあえる。

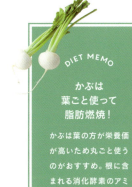

DIET MEMO

かぶは葉ごと使って脂肪燃焼！

かぶは葉の方が栄養価が高いため丸ごと使うのがおすすめ。根に含まれる消化酵素のアミラーゼが消化を助け、辛味成分のイソチオシアネートが代謝を活発に。脂肪燃焼効果を高めてくれます。

調理時間
3 MINUTES

にんにく&しょうがの
Wパワーで冷え性改善

セロリは
葉ごと使って
栄養を丸ごと！

缶詰をかしこく
使えば、疲れている日も
さっと作れる

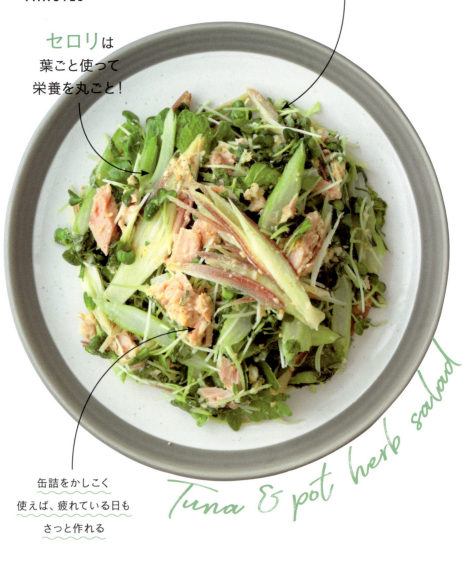

Tuna & pot herb salad

- 66 -

香味野菜×みそ味でさっぱりと

ツナと香味野菜のサラダ

青じそは鉄分、カルシウムやカリウムなど体に必要なミネラルが豊富。
保存がきくツナ缶は毎日のサラダの強い味方です。

材料（1人分）

ツナ缶（ノンオイル）	1缶
青じそ	20枚
みょうが	2個
セロリ	1/3本
カイワレ大根	1パック

ドレッシング

- ★ みそ……大さじ1
- ★ 酢……大さじ1
- ★ 酒……大さじ1
- ★ しょうが、にんにくのすりおろし……各小さじ1
- ★ 白すりごま……大さじ1

作り方

1. 青じそ、みょうがはせん切り、セロリは斜め薄切り、カイワレ大根は2cm長さに切る。

2. ボウルに①、ツナ（缶汁ごと）を入れ、ドレッシングの材料を加えてあえる。

DIET MEMO

ごまは小さな一粒に栄養素がぎっしり

ごまに含まれるセサミンは、アンチエイジング、生活習慣病の予防に役立ちます。食物繊維も豊富なので、腸の働きを整え、便秘の改善に役立つから美腸に。肝機能を高める働きもあるので、二日酔いのときにも◎。

魚介メイン

調理時間
8 MINUTES

レモンは
無農薬のものを
皮ごとIN

セロリの香りで
イライラを解消

青じそのβ-カロテンの
含有量はトップクラス

Fresh lemon & mix seafood salad

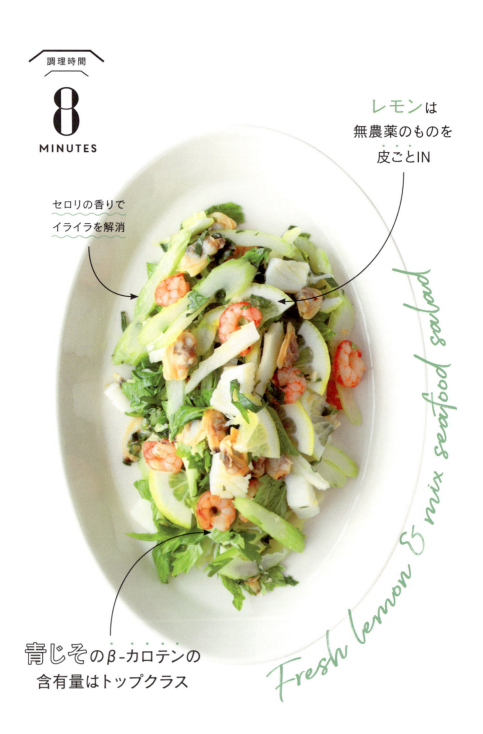

青じその風味、しょうがの辛みもアクセントに

さっぱりレモンと シーフードのサラダ

魚介メイン

えび、いか、あさりなどが入ったシーフードミックスなら
うまみも栄養もそのまま、たんぱく質たっぷりの一皿に。

材料（1人分）

シーフードミックス	200g
セロリ	1本
青じそ	10枚

ドレッシング
- ★レモン …… 1/2個

- ★酒 …… 大さじ1
- ★みりん …… 小さじ2
- ★しょうがのすりおろし …… 小さじ1
- ★EXバージンオリーブ油 …… 小さじ1
- ★塩 …… 少々

作り方

1. 耐熱ボウルに50℃の湯、塩適量（分量外）、シーフードミックスを入れて3分ほどおく。

2. セロリは斜め薄切り、青じそは横にせん切りにする。ドレッシングのレモンは半量をいちょう切り、残りはしぼる。

3. ボウルに水けを拭きとった①、②を入れ、ドレッシングの材料を加えてあえる。

DIET MEMO
しょうがで燃える体に

しょうがの辛味成分であるジンゲロンは強力な発汗作用、血行促進効果があり、体を温めて慢性的な冷えも改善へと導きます。ショウガオールは強い抗酸化作用があり、免疫力アップ、アンチエイジングに効果あり。

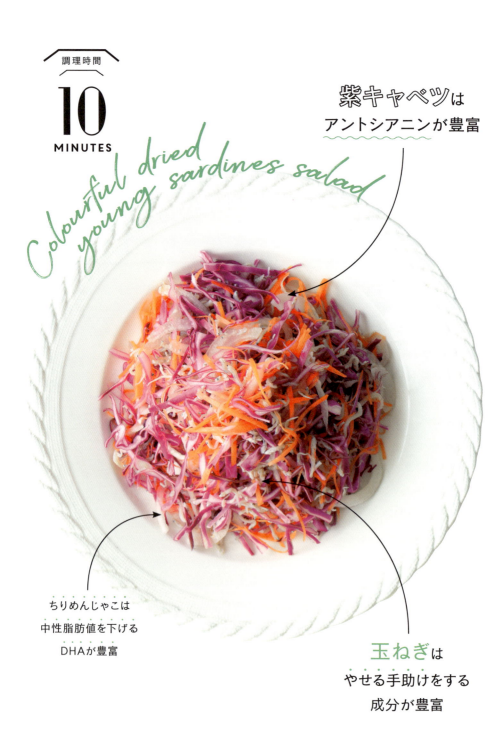

調理時間 10 MINUTES

Colourful dried young sardines salad

紫キャベツは
アントシアニンが豊富

ちりめんじゃこは
中性脂肪値を下げる
DHAが豊富

玉ねぎは
やせる手助けをする
成分が豊富

彩りサラダはそれだけで満腹感アップ

カラフルじゃこサラダ

じゃこはにんにくの風味をうつしながらカリッと炒めて。
にんじんは皮ごと食べて栄養を丸ごと食べよう。

魚介メイン

材料（1人分）

ちりめんじゃこ	70g
紫キャベツ	120g
にんじん	1/2本
玉ねぎ	小1/2個

ドレッシング

- ★ にんにくのみじん切り …… 1片分
- ★ 酢 …… 大さじ1
- ★ みりん …… 大さじ1
- ★ 酒 …… 大さじ1
- ★ ごま油 …… 小さじ1
- ★ 塩 …… 少々

作り方

1. 紫キャベツ、にんじんはせん切り、玉ねぎは薄切りにする。

2. フライパンにドレッシングのごま油を中火で熱し、にんにくを入れて炒める。香りが立ったらちりめんじゃこを加えてさらに炒める。

3. ボウルに①、②を入れ、残りのドレッシングの材料を加えてあえる。

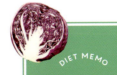

DIET MEMO

紫キャベツは栄養たっぷり

紫キャベツの美しい紫色は、抗酸化作用成分であるアントシアニンの色。眼精疲労を改善したり、アンチエイジングにも効果的です。にんじんは免疫力アップ、風邪予防におすすめです。

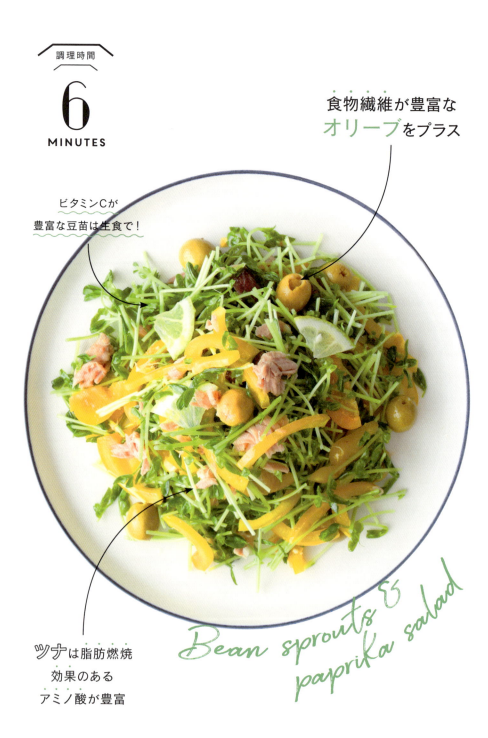

調理時間 **6** MINUTES

食物繊維が豊富な **オリーブ**をプラス

ビタミンCが 豊富な豆苗は生食で！

ツナは脂肪燃焼 効果のある アミノ酸が豊富

Bean sprouts & paprika salad

豆苗は安価でありながら栄養抜群！

豆苗とパプリカの ツナサラダ

ツナは高たんぱく質で低脂質なうえ、
代謝、脂肪燃焼効果のあるアミノ酸が豊富だからダイエットの味方。
DHAが血液をサラサラにしてくれ、EPAが中性脂肪を減らしてくれます

魚介メイン

材料（1人分）

- ツナ缶（ノンオイル）……… 1缶
- 豆苗……………………… 1パック
- 黄パプリカ ……………… 1/2個
- レモン …………………… 1/4個
- オリーブ ………………… 10粒

ドレッシング
- ★にんにくのみじん切り …… 1片分
- ★アンチョビ（フィレ）………… 5枚
- ★酢 ……………………… 大さじ1
- ★EXバージンオリーブ油 … 小さじ1
- ★塩 ………………………… 少々

作り方

1. 豆苗は根元を切り落として2cm長さに切る。パプリカは細切り、レモンはいちょう切りにする。

2. ボウルにドレッシングの酢、オリーブ油、アンチョビを入れ、アンチョビをつぶすようにして混ぜる。

3. ②に①、ツナ（缶汁ごと）、オリーブ、にんにくを加え、塩で味を調える。

DIET MEMO
栄養価の高い豆苗は生食がおすすめ

炒めものに使いがちな豆苗ですが、実は生食がおすすめ。ビタミンB群が豊富なので疲労回復効果があり、βカロテンも非常に多く含むため、アンチエイジング以外にも、生活習慣病の予防、風邪予防に効果的。

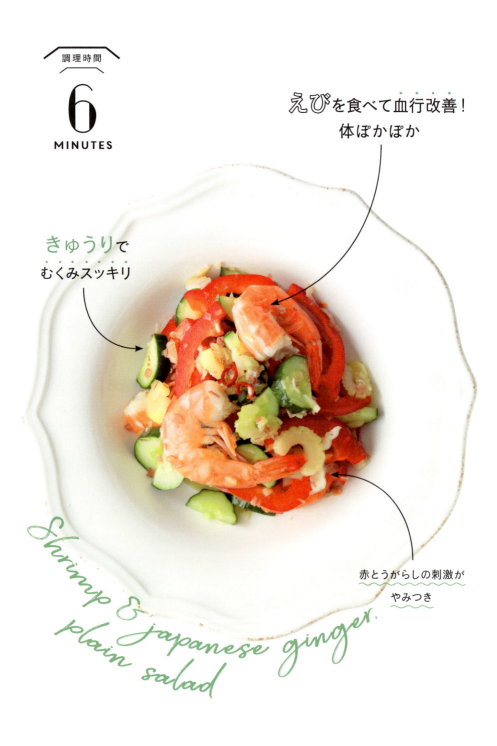

香味野菜でイライラを解消！

えびとみょうがの
さっぱりサラダ

セロリの栄養分は葉の部分に多いので、丸ごと使いましょう。
みょうがは薬膳では生理痛にも効果があるといわれています。

材料（1人分）

ゆでえび	7尾
みょうが	3個
セロリ	80g
きゅうり	1本
赤パプリカ	1/2個

ドレッシング

★酢	大さじ1
★酒	大さじ1
★みりん	大さじ1
★ごま油	小さじ1
★赤とうがらしの輪切り	2本分
★塩	少々

作り方

1. みょうがはみじん切りにする。セロリは薄切り、きゅうりは縦半分にし、5mm厚さの半月切りにする。パプリカは縦に細切りにする。

2. ボウルに①、えびを入れ、ドレッシングの材料を加えてあえる。

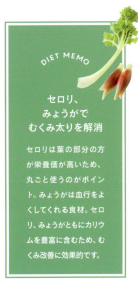

DIET MEMO

セロリ、みょうがでむくみ太りを解消

セロリは葉の部分の方が栄養価が高いため、丸ごと使うのがポイント。みょうがは血行をよくしてくれる食材。セロリ、みょうがともにカリウムを豊富に含むため、むくみ改善に効果的です。

魚介メイン

調理時間
6 MINUTES

たらこを食べて
アンチエイジング

Red leaf lettuce & cod roe salad

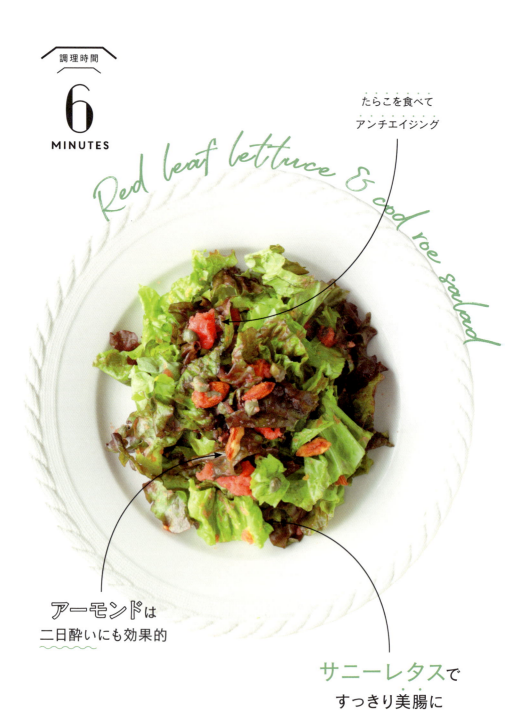

アーモンドは
二日酔いにも効果的

サニーレタスで
すっきり美腸に

たらことナッツの風味がよく好相性！

たらことサニーレタスの サラダ

アーモンドはビタミンEが豊富なので、アンチエイジング効果が。
血行を促し美肌効果もあり、二日酔いにも効果を発揮します。

魚介メイン

材料（1人分）

たらこ	80g
サニーレタス	110g
アーモンド	20粒

ドレッシング
- ★ ケッパー … 大さじ1
- ★ EXバージンオリーブ油 … 小さじ1

作り方

1. ボウルにたらこ、ドレッシングのオリーブ油を入れ、たらこをほぐしながら混ぜる。

2. アーモンドはポリ袋などに入れて包丁の柄の部分で砕く。サニーレタスは食べやすい大きさに切る。

3. ①に②、ケッパーを入れてあえる。

DIET MEMO
お腹の調子を整えて便秘解消！

サニーレタスは、非常に低カロリーな野菜で、なんと90％以上が水分。ビタミン、ミネラル、食物繊維をバランスよく含むため、腸の不調改善に役立ちます。ビタミンC・E、β-カロテンの働きで、アンチエイジング効果も。

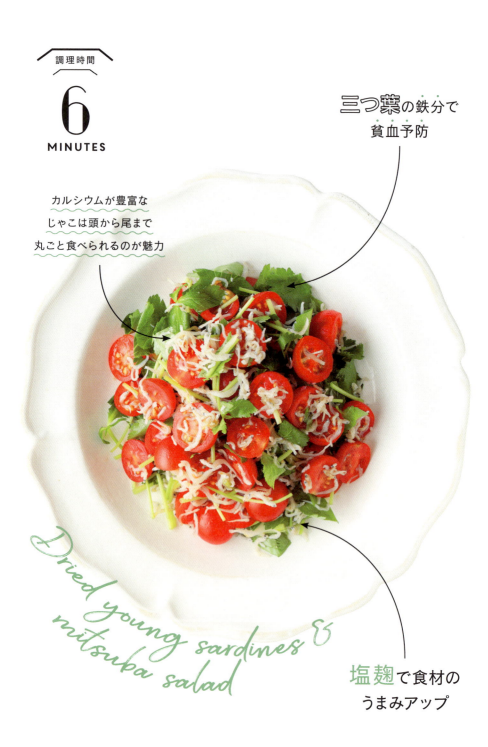

調理時間 **6** MINUTES

三つ葉の鉄分で貧血予防

カルシウムが豊富なじゃこは頭から尾まで丸ごと食べられるのが魅力

塩麹で食材のうまみアップ

Dried young sardines & mitsuba salad

たっぷりのじゃこで満足感アップ

じゃこと三つ葉のシャキシャキサラダ

三つ葉はカリウムが豊富で利尿効果があり、むくみ軽減に役立ちます。
β-カロテンも多く含むので、粘膜強化、風邪の予防にもおすすめ。

材料（1人分）

- ちりめんじゃこ……60g
- 三つ葉……60g
- ミニトマト……250g

ドレッシング
- ★酢……大さじ1
- ★ごま油……小さじ1
- ★塩麹……小さじ1

作り方

1. 三つ葉は2cm長さ、ミニトマトはヘタを取って縦半分に切る。

2. フライパンにドレッシングのごま油を中火で熱し、ちりめんじゃこをさっと香ばしく炒める。

3. ボウルに①、②を入れ、残りのドレッシングの材料を加えてあえる。

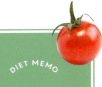

DIET MEMO
トマトは油と食べると吸収率アップ

抗酸化作用のあるリコピンは老化予防、美肌効果があります。リコピンは油分と一緒に摂ると吸収率がアップ。クエン酸で疲労回復&カリウムでむくみの改善に。

魚介メイン

調理時間
5 MINUTES

小松菜の
カルシウムでイライラ防止！

美肌効果のある
アーモンドを
たっぷり

ツナは高たんぱく質
＆低脂質だから
ダイエット向き

Japanese mustard spinach & tuna, parmesan cheese salad

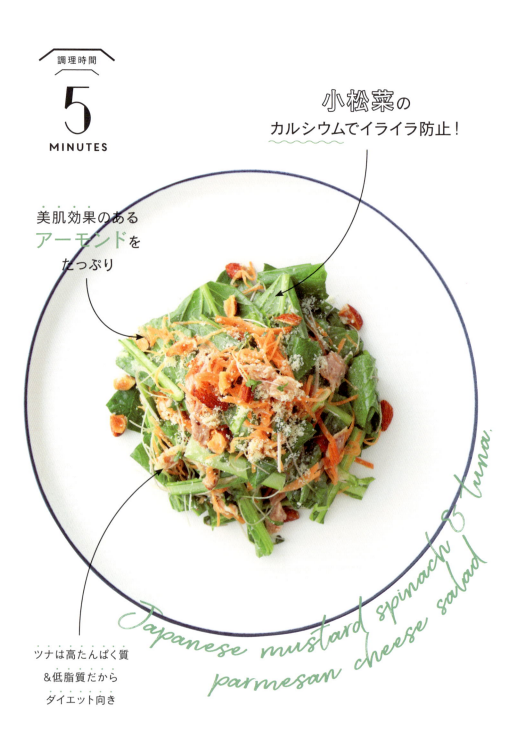

- 80 -

チーズ、ナッツの風味とコクでワンランクアップ

小松菜とツナのパルメザンチーズサラダ

天然のマルチサプリと呼ばれるほど栄養価の高い
小松菜は、ダイエットのサポートに！

魚介メイン

材料（1人分）

ツナ缶（ノンオイル）	1缶
小松菜	150g
にんじん	1/2本
ブロッコリースプラウト	1パック
アーモンド	20粒
パルメザンチーズ	大さじ2

ドレッシング
- ★酢 …… 大さじ1
- ★EXバージンオリーブ油 …… 小さじ1
- ★塩 …… 少々

作り方

1. 小松菜は食べやすい大きさに切る。にんじんはせん切りにする。ブロッコリースプラウトは食べやすい長さに切る。

2. アーモンドはポリ袋などに入れて包丁の柄の部分で砕く。

3. ボウルに①、②、ツナ（缶汁ごと）を入れ、ドレッシングの材料を加えてあえる。器に盛り、パルメザンチーズをふる。

DIET MEMO
小松菜はほうれん草よりも鉄分豊富

小松菜は栄養価が高いだけでなく、アクが少なく生食にも向いているのでサラダのメイン葉野菜として大活躍。鉄分が豊富なので、貧血予防に◎。β-カロテンが豊富で風邪や動脈硬化の予防、老化防止にも。

調理時間
8
MINUTES

高たんぱく質なたらこは、
疲労解消効果も抜群

れんこんとごぼうは
皮ごと

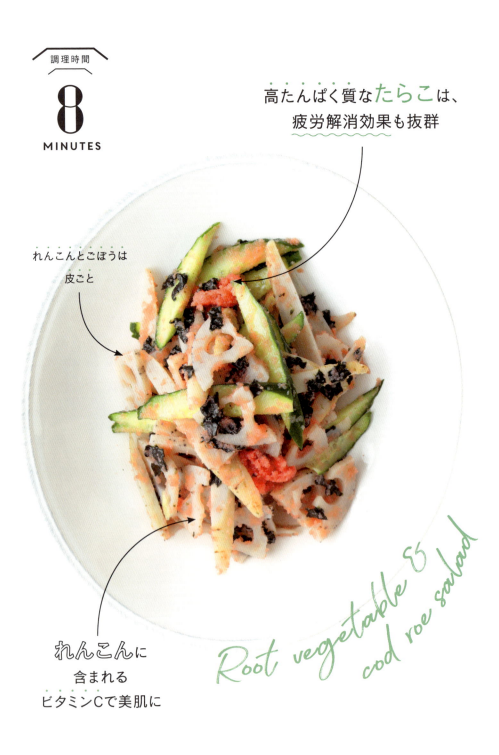

Root vegetable & cod roe salad

れんこんに
含まれる
ビタミンCで美肌に

根菜の食感がよく、のりが香る和風サラダ
たらこと根菜のサラダ

たらこに含まれるタウリンが肝臓をサポート！
れんこんに含まれるムチンは胃腸の粘膜を保護してくれる働きも。

魚介メイン

材料（1人分）

たらこ　　80g	のり　　10g
れんこん　　100g	**ドレッシング**
ごぼう　　100g	★ごま油　　小さじ1
酢　　小さじ1	★酢　　小さじ1
きゅうり　　1本	

作り方

1. れんこんは薄いいちょう切りにする。ごぼう、きゅうりは縦半分にし、斜め切りにする。鍋に湯を沸かして酢を入れ、れんこん、ごぼうを1〜2分ゆでる。

2. ボウルにたらこを入れてほぐし、ドレッシングの材料を加えて混ぜ合わせる。

3. ②に水けを拭いた①、ちぎったのりを加えてあえる。

DIET MEMO
れんこんに含まれるビタミンCは加熱に強い

れんこんに含まれるビタミンCは熱に強く、美肌効果、免疫力アップに効果があります。切ったときに糸をひくムチンが胃腸の粘膜を保護してくれます。

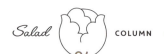

Salad COLUMN 04

Atsushi流
やせ体質をつくるコツ

Atsushi流の食事法はストレスなく、やせ体質をつくれるのがポイント。
誰でも簡単に取り入れられるコツを紹介します。

コツ 01　まずは**3日間**続けてみる

やせ体質を手に入れるためには、なにはともあれ、
まずは3日間続けてみることが大事。
早ければ体重や体調に変化が見えるので、モチベーションも上がり、
1週間、1カ月と楽しみながら続けていくことができるようになるはず。

コツ 02
疲れた……。元気がないな……。
そんなときは**玄米**や**黄色の野菜**がおすすめ

「疲れた」「元気がない」「頭をフル回転させたい」
そんなときは玄米と黄色の野菜（かぼちゃやさつまいも）がおすすめです。

どれも食物繊維がたっぷりなので、
便秘解消＆デトックス効果も！

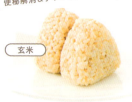

玄米

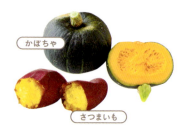

かぼちゃ
さつまいも

糖質を摂取するなら玄米がおすすめ。玄米に含まれるオリザノールという成分はやせ体質に効果大！ 糖質で頭の回転もアップ！

黄色の野菜のビタミンCは、脂肪細胞にブドウ糖が吸収されるのを防いでくれる効果が！ やさしい甘みで空腹も満たしてくれます。

PART. 4
豆メインの
ごちそうサラダ

大豆、ひよこ豆、小豆、枝豆などがたっぷり入ったサラダを紹介。
枝豆以外は水煮缶や、パックなどを使用するからあえるだけ。
豆の大きさに合わせた野菜の切り方にも注目！
食感を楽しめるだけでなく、噛む回数が増えて満腹感がアップします。

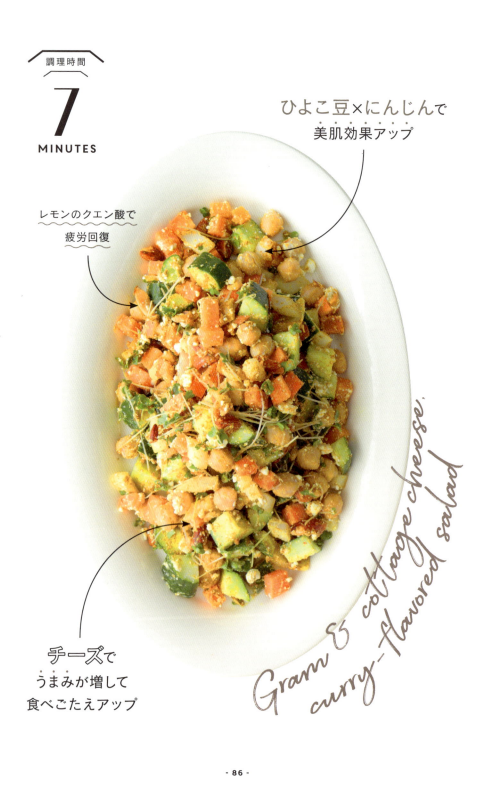

全部の食材の大きさを揃えるのがポイント

ひよこ豆とカッテージチーズのインド風サラダ

カッテージチーズの味は淡泊ですが、
サラダに加えることでコクのある味つけに。
カレー味＋ナッツの組み合わせも風味アップのコツです。

豆メイン

材料（1人分）

ひよこ豆水煮	100g	カッテージチーズ	50g
にんじん	1/2本		
きゅうり	1本	★レモン	1/2個
玉ねぎ	小1/2個	★EXバージンオリーブ油	小さじ1
ブロッコリースプラウト	1/2パック	★カレー粉	小さじ1
アーモンド	20粒	★塩	少々

（ドレッシング）

作り方

1 にんじん、きゅうりは5〜7mmの角切りにする。玉ねぎはせん切り、ブロッコリースプラウトは食べやすい長さに切る。

2 ドレッシングのレモンは、半量を薄いいちょう切り、残りはしぼる。アーモンドはポリ袋などに入れ、包丁の柄の部分などで粗く砕く。

3 ボウルに①、②、ひよこ豆、カッテージチーズを入れ、残りのドレッシングの材料を加えてあえる。

DIET MEMO

疲れたらクエン酸を積極的に摂取

レモンには抗酸化作用のあるビタミンCが豊富で免疫力アップ、風邪予防に◎。疲労回復効果のあるクエン酸も多く含み、アンチエイジング、生活習慣病予防にも。

調理時間
5 MINUTES

Gram & gorgonzola salad

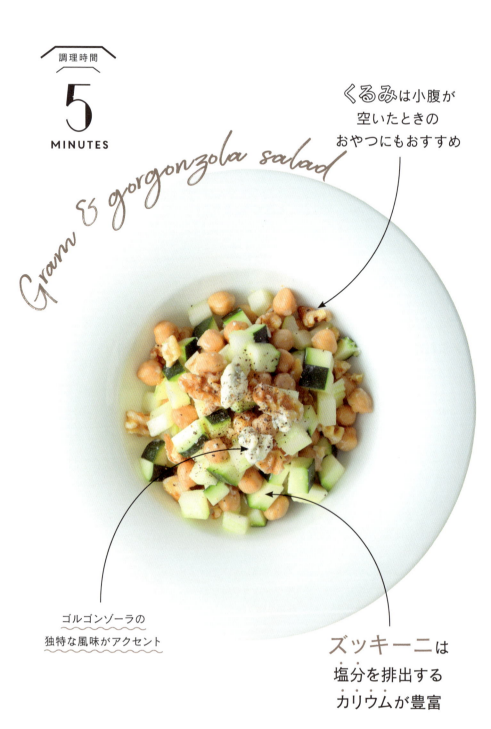

くるみは小腹が空いたときのおやつにもおすすめ

ゴルゴンゾーラの独特な風味がアクセント

ズッキーニは塩分を排出するカリウムが豊富

くるみのオメガ3脂肪酸で栄養バランスアップ

ひよこ豆とゴルゴンゾーラチーズのサラダ

くるみは栄養バランスのよいスーパーフードです。
食感も楽しめるので小腹が空いたときにおすすめ。

材料（1人分）

ひよこ豆水煮	100g
ゴルゴンゾーラチーズ	50g
セロリ	100g
ズッキーニ	100g
くるみ	35g
粗びき黒こしょう	適量

ドレッシング

★酢	大さじ1
★酒	大さじ1
★EXバージンオリーブ油	小さじ1
★塩	少々

作り方

1. ゴルゴンゾーラは冷蔵庫から出し、室温でやわらかくしておく。
2. セロリ、ズッキーニは角切りにする。くるみはポリ袋などに入れ、包丁の柄の部分で粗めに砕く。
3. ボウルにゴルゴンゾーラ、ドレッシングの材料を入れ、よく混ぜる。
4. ③に②、ひよこ豆を加えてあえる。器に盛り、粗びき黒こしょうを多めにふる。

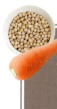

DIET MEMO

ひよこ豆×にんじんで美肌に

ひよこ前は、マグネシウム、カリウムなどミネラル分を豊富に含んでいます。ビタミンB1が豊富で疲労回復に効果あり。にんじんと合わせることで美肌効果がアップします。

調理時間
7 MINUTES

青じそで
粘膜を強化して
風邪予防!

たっぷりの枝豆で
たんぱく質を摂取

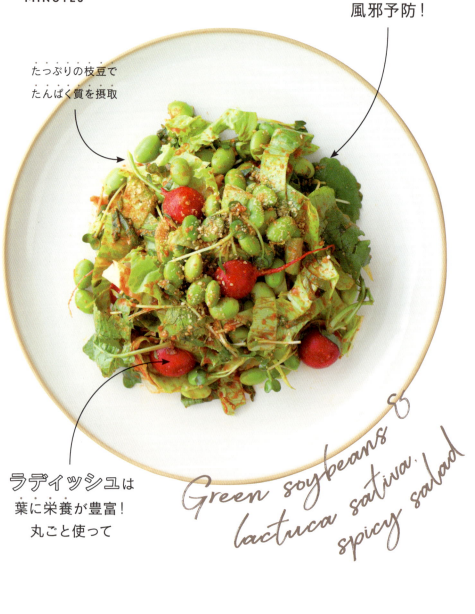

ラディッシュは
葉に栄養が豊富!
丸ごと使って

Green soybeans & lactuca sativa, spicy salad

たっぷりの青じその風味がアクセントに

枝豆とレタスの
スパイシーサラダ

コチュジャン×酢は韓国料理定番の組み合わせ。
たっぷりと入った枝豆の食感を楽しんで。

豆メイン

材料（1人分）

冷凍枝豆	250g（さやつき）
レタス	100g
カイワレ大根	1/2パック
青じそ	15枚
ラディッシュ	4個

ドレッシング

★コチュジャン	大さじ1
★酢	大さじ1
★酒	大さじ1
★白すりごま	大さじ1
★ごま油	小さじ1

作り方

1. 枝豆は電子レンジ（500W）で3分ほど加熱し、さやから出す。レタス、カイワレ大根は食べやすい大きさに切る。青じそはせん切りにする。ラディッシュは縦半分に切る。

2. ボウルにドレッシングの材料を入れ、よく混ぜ合わせる。

3. ②に①を加えてあえる。

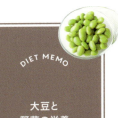

DIET MEMO

大豆と野菜の栄養いいとこどり

枝豆は大豆と緑黄色野菜両方の栄養も兼ね備えるスーパー食材。カリウムが豊富で利尿効果が高く、むくみ改善に。ビタミンB₁はスタミナ不足の解消に。

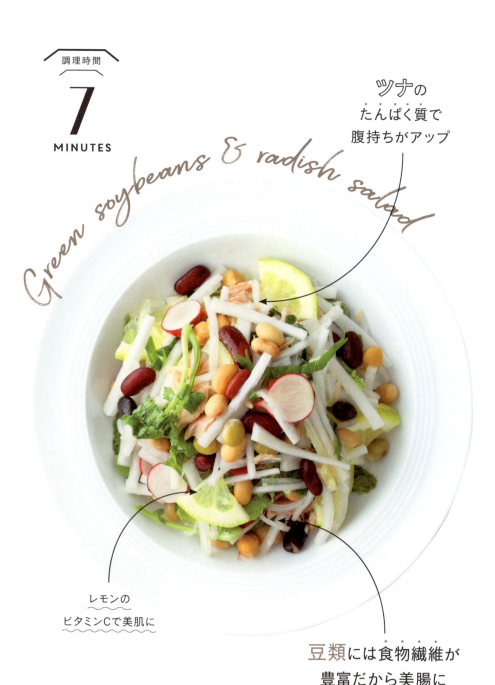

見た目もカラフルでにぎやかな一皿

ミックスビーンズと大根のサラダ

大根はせん切りにするとシャキッと食感を残しつつ
ドレッシングもしっかりとなじみます。

豆メイン

材料（1人分）

ミックスビーンズ	110g
ツナ缶（ノンオイル）	1缶
大根	200g
青じそ	10枚
ラディッシュ	5個
しょうが	20g

ドレッシング

- ★レモン ………… 1/2個
- ★EXバージンオリーブ油 … 小さじ1
- ★塩 ………… 少々

作り方

1. 大根、青じそはせん切り、ラディッシュは縦半分に切る。しょうがはみじん切りにする。

2. ドレッシングのレモンは半量を薄いいちょう切りにし、残りはしぼる。

3. ボウルに①、ミックスビーンズ、ツナ（缶汁ごと）、②を入れ、残りのドレッシングの材料を加えてあえる。

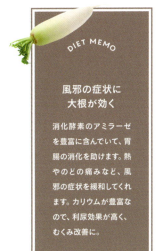

DIET MEMO

風邪の症状に大根が効く

消化酵素のアミラーゼを豊富に含んでいて、胃腸の消化を助けます。熱やのどの痛みなど、風邪の症状を緩和してくれます。カリウムが豊富なので、利尿効果が高く、むくみ改善に。

調理時間
3
MINUTES

セロリはストレスを
やわらげ、
高血圧を予防

ひよこ豆、大豆、赤いんげん豆を
たっぷり使って、腹持ちキープ

スーパーフードの
**ブロッコリー
スプラウト**もたっぷり

Mixed beans & celery salad

ミックスビーンズの異なる食感が楽しい

ミックスビーンズとセロリのサラダ

ミックスビーンズにはビタミンやミネラルがたくさん含まれています。
女性が積極的に摂りたい栄養素をはじめ、
体にうれしい働きをしてくれる成分を摂ることができます。

材料（1人分）

ミックスビーンズ	110g
セロリ	100g
紫玉ねぎ	1/2個
ブロッコリースプラウト	1/2パック
ラディッシュ	5個

ドレッシング

★粒マスタード	大さじ2
★酒	大さじ1
★EXバージンオリーブ油	小さじ1

作り方

1. セロリは葉ごと斜め切り、紫玉ねぎは薄切りにする。ブロッコリースプラウトは食べやすい長さに切る。ラディッシュは縦半分に切る。

2. ボウルにドレッシングの材料を入れて混ぜ合わせる。

3. ②に①、ミックスビーンズを加えてあえる。

DIET MEMO

ミックスビーンズと紫玉ねぎは好相性

紫玉ねぎに含まれる硫化アリルが新陳代謝を活発にし、血液をサラサラにしてくれます。硫化アリルはミックスビーンズに含まれるビタミンB₁と結びつき、B₁の吸収をよくします。

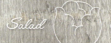

Salad COLUMN 05

＋チーズで
腹持ち・風味・スペシャル感アップ

チーズのよいところは、味や栄養価はもちろん、豪華に見えて、スペシャル感が出るところ。カッテージチーズやゴルゴンゾーラなど、合わせるチーズによって、さっぱりしたり、コクが加わって食べごたえが増したり、いろいろと楽しめます。カッテージチーズはチーズの中でも脂質が少ないのも魅力のひとつ。

カッテージチーズ

ゴルゴンゾーラ

食感＆風味アップに

チーズ＆ナッツが使える

アクセントや風味に大活躍のチーズ＆ナッツ。
効果的に取り入れて、より豪華で
栄養価の高いサラダを作ってみて。

＋ナッツで
食感・風味・満足感アップ

ナッツはサラダに風味や食感をプラスしたいときにおすすめです。しっかりと噛むことで満足感もアップ。アーモンドは食物繊維が豊富でアンチエイジングの強い味方。くるみは体によいといわれているオメガ3脂肪酸が豊富で肥満や生活習慣病のリスクを下げてくれます。できれば無塩のものを選ぶようにしましょう。松の実は、松ぼっくりの種子の胚芽部分。栄養価が高く、精力のつく食材として、漢方の薬にも使われているほど。

くるみ

アーモンド

松の実

PART. 5

症状別に効く！
ごちそうサラダ

「疲れた」「むくみがひどい」「イライラする」「貧血気味」etc.
そんな日々の不調に効くサラダを紹介。
食材に含まれる栄養を知ることも食べる楽しみのひとつ。
薬に頼らず、野菜がもつ生の栄養をサラダで摂り入れましょう。

調理時間
15
MINUTES

Taro & green soybeans salad

にんじんは皮ごと
使って栄養を丸ごと

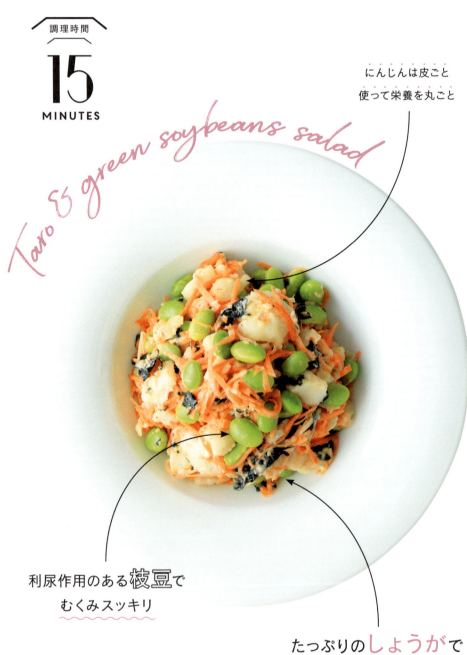

利尿作用のある**枝豆**で
むくみスッキリ

たっぷりの**しょうが**で
体ぽかぽか

疲れに効く

ホクホクなめらかな里いもは満腹感あり
枝豆と里いものサラダ

腹持ちのよい里いもが入ると満足感が違います。疲労回復効果のある
クエン酸の入ったポン酢＆マヨネーズでほっこり和風味に。

材料（1人分）

冷凍枝豆	200g（さやつき）
里いも	150g
にんじん	1/2本
しょうが	20g

ドレッシング

- ★ ポン酢 … 大さじ2
- ★ マヨネーズ … 小さじ2
- ★ 白すりごま … 大さじ1
- ★ のり（手でちぎる） … 2枚分
- ★ 塩 … 少々

作り方

1. 里いもはよく洗い、ラップで包んで電子レンジ（500W）で6〜7分加熱する。竹串がスッと入り、皮がするっと取れればOK。枝豆は電子レンジ（500W）で3分ほど加熱し、さやから出す。

2. にんじん、しょうがはせん切りにする。

3. ボウルに①の里いも、枝豆、②を入れ、ドレッシングの材料を加える。里いもをつぶすようにしながらあえる。

DIET MEMO

特有のぬめりが胃と腸を保護

里いも特有のぬめりであるムチンは、血中コレステロールの値を下げる働きがあり、胃や腸の粘膜を強化し、疲労回復にも効果的。食物繊維も豊富なので、便秘の改善に役立ちます。

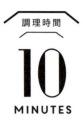

調理時間
10
MINUTES

scallop & string beans salad

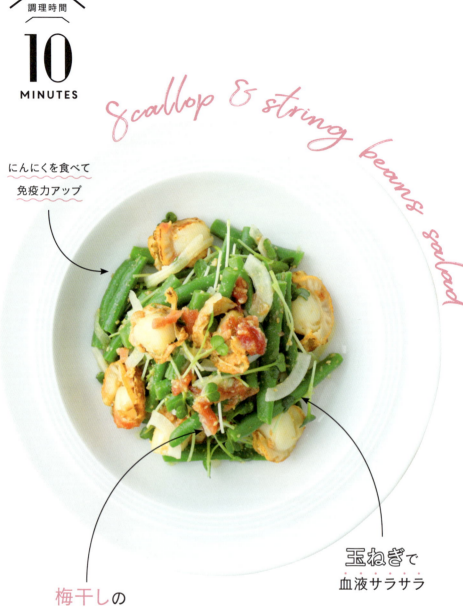

にんにくを食べて
免疫力アップ

梅干しの
クエン酸は疲れに効く!

玉ねぎで
血液サラサラ

疲れに効く

ボイルのほたてだから調理の手間なし！

ほたてと
いんげんのサラダ

いんげんは食感が残る程度に加熱するのがポイント。
下ごしらえが電子レンジだからとっても簡単！
ポン酢＆梅干しの酸味で疲れが吹き飛びます。

材料（1人分）

ボイルほたて	100g
いんげん	150g
玉ねぎ	1/2個
カイワレ大根	1/2パック

ドレッシング
- ★ にんにくのみじん切り …… 1片分
- ★ 梅干し（種は除く）…… 2個
- ★ ポン酢 …… 大さじ2
- ★ 酒 …… 大さじ1
- ★ 白すりごま …… 大さじ1
- ★ ごま油 …… 小さじ1

作り方

1. いんげんは半分に切ってからラップで包み、電子レンジ（500W）で2分ほど加熱する。
2. 玉ねぎは薄切り、カイワレ大根は食べやすい長さに切る。
3. ボウルにドレッシングの材料を入れ、梅干しをつぶすようにして混ぜる。
4. ③のボウルにほたて、①、②を加えてあえる。

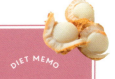

DIET MEMO
栄養ドリンクにも含まれるタウリンが豊富

ほたてはタウリンの含有率がトップクラスで、疲労回復に効果的です。胃の働きを高めてくれるので、食欲不振や消化不良にも◎。カリウムも貝類の中ではトップクラスで、むくみの改善効果抜群。

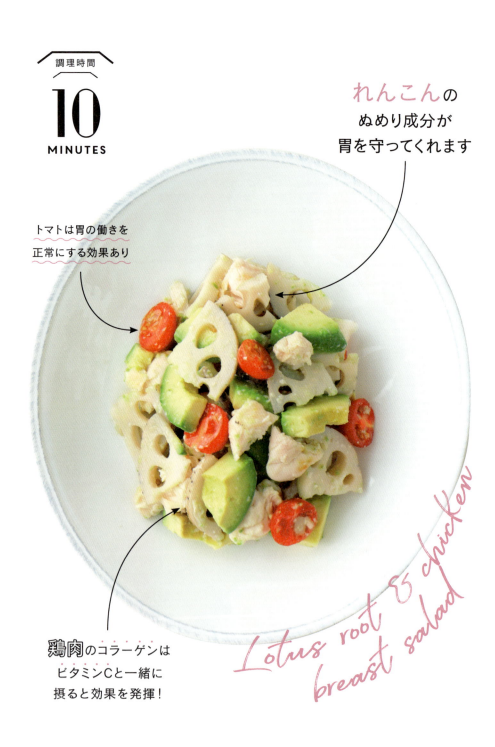

むくみに効く

塩麹で味に深みを出して

ささみと れんこんのサラダ

れんこんに含まれるカリウムが体内の余分な水分を排出。
アボカドにもカリウムは豊富なので、
むくみ解消に効果抜群の組み合わせです。

材料（1人分）

鶏ささみ	2本
れんこん	150g
ミニトマト	7個
アボカド	1個
塩	少々

ドレッシング
- ★ 塩麹　　　　　　　　　大さじ1
- ★ 酢　　　　　　　　　　大さじ1
- ★ 酒　　　　　　　　　　大さじ1
- ★ EXバージンオリーブ油　小さじ1

作り方

1. れんこんは薄いいちょう切りにし、ラップで包んで電子レンジ（500W）で2分ほど加熱する。

2. フッ素樹脂加工のフライパンを中火で熱し、ささみを入れて油をひかずに両面を焼き、軽く塩をふる。

3. ミニトマトはヘタを取って縦半分に切る。アボカドは皮と種を取り、ひと口大に切る。

4. ボウルに①、②、③を入れ、ドレッシングの材料を加えてあえる。

DIET MEMO

栄養価の高いアボカドは若返りのビタミン

アボカドは栄養価がとても高く、ギネスブックに「最も栄養価の高い果物」と認定されているほど。ビタミンEが豊富で別名「若返りビタミン」とも呼ばれます。食物繊維の含有量もトップクラス。

調理時間
5 MINUTES

Soybean & parmesan cheese salad

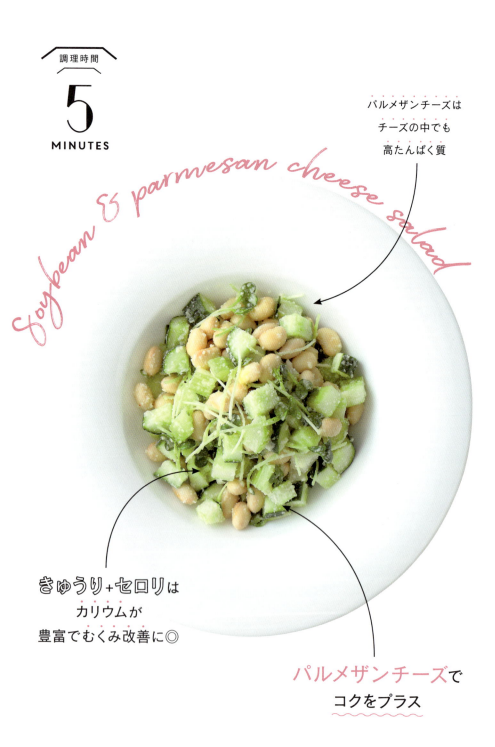

パルメザンチーズは
チーズの中でも
高たんぱく質

きゅうり+セロリは
カリウムが
豊富でむくみ改善に◎

パルメザンチーズで
コクをプラス

_{むくみに効く} セロリも角切りにして見た目も食感もよく

大豆のパルメザン チーズサラダ

パルメザンチーズに含まれる
豊富なカルシウムでイライラを解消！

材料（1人分）

大豆水煮缶	100g
セロリ	80g
きゅうり	1本
カイワレ大根	1/2パック

ドレッシング
- ★ パルメザンチーズ……大さじ2
- ★ 酢……大さじ1
- ★ EXバージンオリーブ油……小さじ1
- ★ 塩……少々

作り方

1. セロリは根元を角切り、葉をざく切りにする。きゅうりは角切り、カイワレ大根は食べやすい長さに切る。

2. ボウルに缶汁をきった大豆、①を入れ、ドレッシングの材料を加えてあえる。

DIET MEMO

女性にうれしい 大豆イソフラボンを 積極的に摂取

大豆は良質のたんぱく質、食物繊維が豊富で鉄分などのミネラルもバランスよく含みます。生活習慣病の予防に効果的で、女性にうれしい大豆イソフラボンも豊富です。

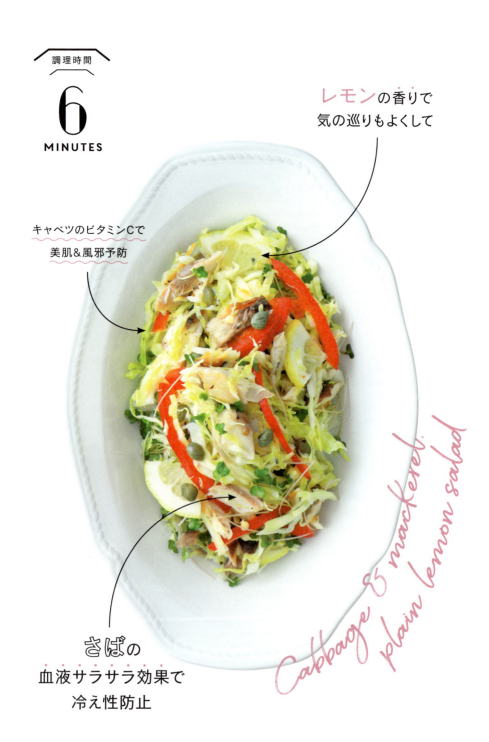

調理時間 6 MINUTES

レモンの香りで気の巡りもよくして

キャベツのビタミンCで美肌＆風邪予防

さばの血液サラサラ効果で冷え性防止

Cabbage & mackerel, plain lemon salad

イライラに効く

市販の焼きさばを使えばラクラク

さばとキャベツの さっぱりレモンサラダ

ブロッコリースプラウトはぜひ生食で。
どんなサラダにも合うのでおすすめです。

材料（1人分）

- さばの塩焼き（市販品）……… 1枚
- キャベツ……………………… 150g
- ブロッコリースプラウト …… 25g
- 赤パプリカ…………………… 1/4個
- ケッパー……………………… 大さじ1

ドレッシング
- ★ レモン………………………… 1/2個
- ★ EXバージンオリーブ油 ‥ 小さじ1
- ★ 塩………………………………… 少々

作り方

1. さばは食べやすい大きさにほぐす。生さばの場合は、両面を魚焼きグリルで焼き、軽く塩をふる。

2. キャベツはせん切りにする。ブロッコリースプラウトは食べやすい長さに切る。パプリカは薄切りにする。ドレッシングのレモンは半量を薄いいちょう切りにし、残りはしぼる。

3. ボウルに①、②、ケッパー、残りのドレッシングの材料を加えてあえる。

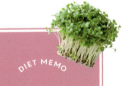

DIET MEMO

最強の抗酸化成分！

スーパーフードとも呼ばれるブロッコリースプラウトは、スルフォラファンという、最強な抗酸化成分を含んでいて生活習慣病の予防に高い効果を発揮。美容やアンチエイジング効果も期待できます。

調理時間
6
MINUTES

体に必要なミネラルは
青じそで摂取！

セロリの香りが
ストレスによる
緊張と不安を和らげる

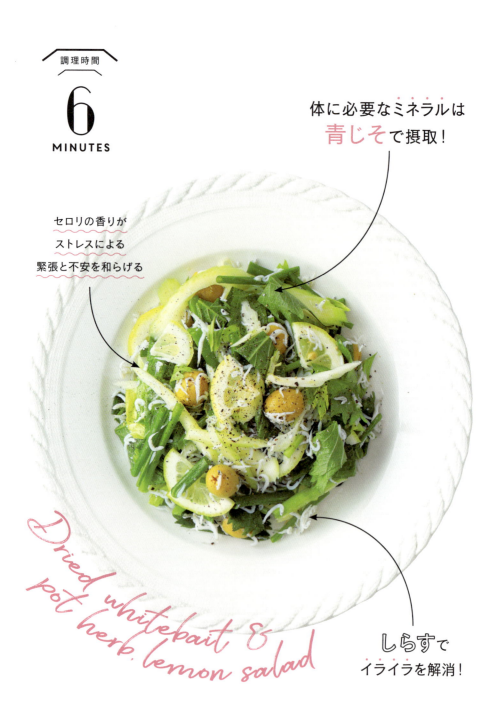

Dried whitebait & pot herb, lemon salad

しらすで
イライラを解消！

オリーブの食感と風味で
お酒にも合うサラダに

イライラに効く

しらすと香味野菜の
レモンサラダ

しらすには神経の修復をしてくれるビタミンB12が含まれ、
乱れてしまった自律神経を整える働きがあります。

材料（1人分）

しらす	100g
青じそ	20枚
セロリ	100g
青ねぎ	30g
オリーブ	10個

粗びき黒こしょう	適量

ドレッシング

★レモン	1/2個
★EXバージンオリーブ油	小さじ1
★塩	少々

作り方

1 青じそは大きめのざく切り、セロリは葉ごと斜め薄切り、青ねぎは食べやすい長さに切る。ドレッシングのレモンは半量を薄いいちょう切りにし、残りはしぼる。

2 ボウルに①、しらす、オリーブを入れ、残りのドレッシングの材料を加えてあえる。器に盛り、粗びき黒こしょうを多めにふる。

DIET MEMO

ねぎを食べて
風邪知らずに！

ねぎに豊富に含まれるアリシンには抗酸化作用と血液をサラサラにしてくれる効果があります。血流をよくしてくれるので冷えの改善、風邪予防に。アンチエイジング効果もあります。

調理時間
8 MINUTES

Mackerel & chinese chive salad

ごぼうの食物繊維で
すっきり美腸に

にらに含まれる
アリシンが
疲労回復をサポート

ごま油のリノール酸で
中性脂肪を減らす

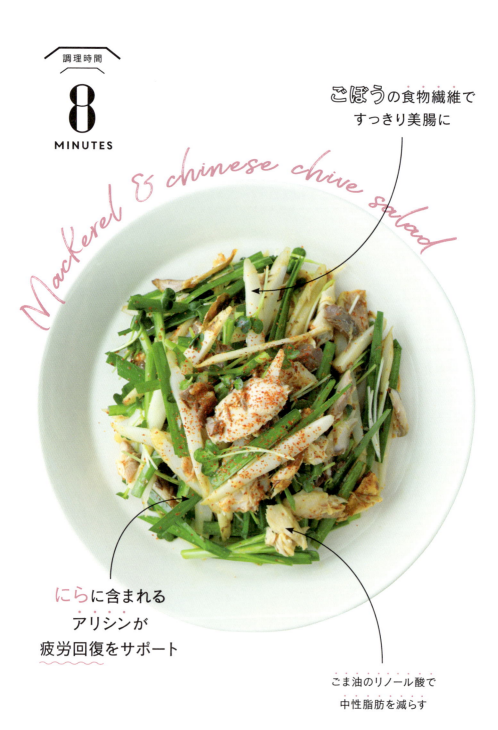

血液サラサラ

にらはアンチエイジングや
生活習慣病の予防に

さばとにらごぼうサラダ

ごぼうにはコレステロールを減らし、体の老廃物を取り除いてくれる効果が。
泥つきの方が風味がよいのでおすすめで、
調理するときは泥だけきれいに落とし、皮はむかずに丸ごと！

材料（1人分）

さばの塩焼き（市販品）……… 1枚
にら ……………………………… 70g
ごぼう …………………………… 80g
一味とうがらし ………………… 少々

ドレッシング
★ ポン酢 ………………………… 大さじ2
★ 酒 ……………………………… 大さじ1
★ ごま油 ………………………… 小さじ1
★ 塩 ……………………………… 少々

症状別

作り方

1. さばは食べやすい大きさにほぐす。生さばの場合は、両面を魚焼きグリルで焼き、軽く塩をふる。

2. ごぼうは斜め薄切りにして2分ほどゆでる。にらは食べやすい長さに切る。

3. ボウルに①、②を入れ、ドレッシングの材料を加えてあえる。器に盛り、一味とうがらしをふる。

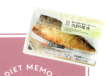

DIET MEMO

さばを食べて体内からきれいに

さばは抗酸化作用のある"セレン"が豊富に含まれます。アンチエイジング効果や血をきれいにする効果があり、体内から美しくしてくれます。DHAも血液をサラサラにしてくれます。

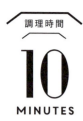

調理時間
10 MINUTES

玉ねぎ＋枝豆で
ビタミンB₁を効率よく摂取

うまみが凝縮された
ナンプラーで
風味アップ

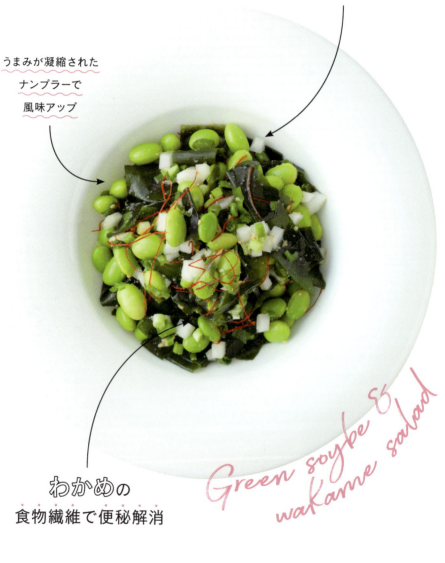

わかめの
食物繊維で便秘解消

Green soybe & wakame salad

血液サラサラ

ナンプラーのうまみで味がしまります

枝豆とわかめのサラダ

枝豆にも玉ねぎにも血液サラサラ効果があります。
サラダで食べるとより栄養を摂り入れられるのでおすすめ。

材料（1人分）

- 冷凍枝豆 …………… 200g（さやつき）
- わかめ（乾燥） …………… 6g
- 玉ねぎ …………… 1/2個
- 青ねぎ …………… 60g
- 糸とうがらし …………… 適量

ドレッシング

- ★ナンプラー …………… 大さじ1
- ★酢 …………… 大さじ1
- ★酒 …………… 大さじ1
- ★白すりごま …………… 大さじ1
- ★ごま油 …………… 小さじ1

作り方

1. 枝豆は電子レンジ（500W）で3分ほど加熱し、さやから出す。わかめはぬるま湯で戻す。

2. 玉ねぎはみじん切りにする。青ねぎは小口切りにする。

3. ボウルに①の枝豆、水けを拭いたわかめ、②、糸とうがらしを入れ、ドレッシングの材料を加えてあえる。

DIET MEMO

わかめは免疫機能を活性化

わかめは低カロリーでミネラルが豊富。食物繊維も豊富なので便秘解消に効果的です。わかめは利尿作用のあるカリウムを含むのでむくみの改善にも役立ちます。

調理時間
8 MINUTES

Spinach & squid salad

いかはタウリン豊富で血を養います

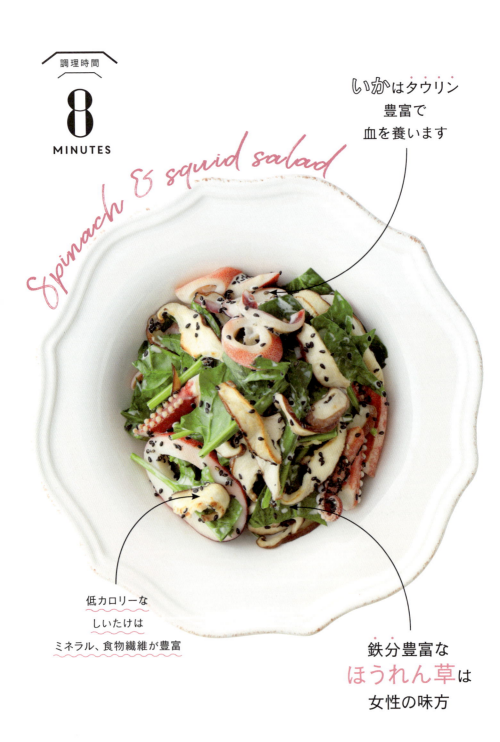

低カロリーなしいたけはミネラル、食物繊維が豊富

鉄分豊富なほうれん草は女性の味方

貧血に効く

マヨネーズのコクと黒ごまが合う

いかとほうれん草のサラダ

しいたけは炒めてうまみを引き出します。
うまみはだしの代わりになり、よりおいしさアップ！

材料（1人分）

- ボイルいか……………… 120g
- サラダほうれん草………… 120g
- しいたけ………………… 3個

ドレッシング
- ★黒いりごま……………… 大さじ2
- ★酢……………………… 大さじ1
- ★酒……………………… 大さじ1
- ★マヨネーズ……………… 小さじ2
- ★塩………………………… 少々

作り方

1. いかは食べやすい大きさに切る。ほうれん草は食べやすい長さに切る。しいたけは軸を切って薄切りにする。

2. フッ素樹脂加工のフライパンを中火で熱し、油をひかずにしいたけを炒める。

3. ボウルにいか、ほうれん草、②のしいたけを入れ、ドレッシングの材料を加えてあえる。

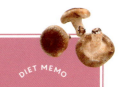

DIET MEMO

しいたけには他のきのこにないエリタデニンが豊富

低カロリーで、ミネラル、食物繊維を豊富に含みます。他のきのこ類にはない、エリタデニンが含まれており、血中コレステロール値を下げ、血液をサラサラにしてくれる効果があります。

調理時間

3
MINUTES

Hijiki & sesame mayonnaise salad

ひじきは
血を補います

貧血には
赤黒食材を食べましょう

ごまで
お肌が潤います

黒ごまも貧血に効果絶大！

ひじきの
ごまマヨサラダ

鉄分豊富なひじきだけでなく、黒ごまも優秀食材。良質の脂質や
たんぱく質、各種ビタミン、ミネラル、
食物繊維といった栄養素が、ギュッと詰まっています。

材料（1人分）

ひじき（乾燥）	10g
ツナ缶（ノンオイル）	1缶
きゅうり	1本
にんじん	1/2本

ドレッシング

- ★ 黒いりごま　大さじ2
- ★ マヨネーズ　大さじ1
- ★ 酢　大さじ1
- ★ 塩　少々

作り方

1. ひじきはぬるま湯で戻しておく。

2. きゅうりは輪切り、にんじんはせん切りにする。

3. ボウルに水けを拭いたひじき、②、ツナ（缶汁ごと）を入れ、ドレッシングの材料を加えてあえる。

DIET MEMO

ひじきの鉄分で貧血改善

ひじきは血を補い貧血に効果的。食物繊維が豊富で便秘の改善、高いデトックス効果が。またマグネシウムや鉄分などミネラルもバランスよく含みます。

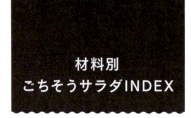

材料別 ごちそうサラダINDEX

肉

[豚肉]
豚肉とオクラのサラダ …………………… 34
豚肉のスパイシーエスニックサラダ …………… 44

[牛ひき肉]
牛ひき肉とキャベツのアジアンサラダ …………… 56
牛ひき肉とキャベツの韓国風サラダ …………… 60

[鶏ささみ]
ホットチキンマスタードサラダ ………………… 24
ささみとカッテージチーズのサラダ …………… 28
ささみと春菊のみそだれサラダ ………………… 32
ささみとほうれん草の粒マスタードサラダ …… 46
ささみとブロッコリーのサラダ ………………… 52
ささみと夏野菜のイタリアン風サラダ ………… 54
ささみとれんこんのサラダ ……………………… 102

[豚ひき肉]
豚ひき肉のタイ風スパイシーサラダ …………… 48

[ラム肉]
グリルラムと春菊のサラダ ……………………… 50
グリルラムと白菜のさっぱりサラダ …………… 58

魚介

[さば]
さばとキャベツのさっぱりレモンサラダ ……… 106
さばとにらごぼうサラダ ………………………… 110

[いか]
いかのガーリックグリルサラダ ………………… 40
いかとほうれん草のサラダ ……………………… 114

[えび]
えびとパクチーのタイ風サラダ ………………… 26
えびとみょうがのさっぱりサラダ ……………… 74

[シーフードミックス]
さっぱりレモンとシーフードのサラダ ………… 68

[ちりめんじゃこ]
カラフルじゃこサラダ …………………………… 70
じゃこと三つ葉のシャキシャキサラダ ………… 78

[しらす]
しらすと豆苗の塩麹ドレッシングサラダ ……… 38
かぶとしらすのガーリックパセリサラダ ……… 64
しらすと香味野菜のレモンサラダ ……………… 108

[たらこ]
たらことサニーレタスのサラダ ………………… 76
たらこと根菜のサラダ …………………………… 82

[ほたて]
ほたてといんげんのサラダ ……………………… 100

魚介加工品

[アンチョビ]
いかのガーリックグリルサラダ ………………… 40
豆苗とパプリカのツナサラダ …………………… 72

[ツナ缶]
ツナと卵のマヨカレーサラダ …………………… 36
ツナと香味野菜のサラダ ………………………… 66
豆苗とパプリカのツナサラダ …………………… 72
小松菜とツナのパルメザンチーズサラダ ……… 80
ミックスビーンズと大根のサラダ ……………… 92
ひじきのごまマヨサラダ ………………………… 116

海藻

[ひじき]
ひじきのごまマヨサラダ ………………………… 116

[わかめ]
枝豆とわかめのサラダ …………………………… 112

[のり]
たらこと根菜のサラダ …………………………… 82
枝豆と里いものサラダ …………………………… 98

野菜

[青じそ]
ツナと香味野菜のサラダ ………………………… 66
さっぱりレモンとシーフードのサラダ ………… 68
枝豆とレタスのスパイシーサラダ ……………… 90

ミックスビーンズと大根のサラダ…………… 92
しらすと香味野菜のレモンサラダ………… 108

[アボカド]
ささみとれんこんのサラダ ………………… 102

[いんげん]
ほたてといんげんのサラダ ………………… 100

[枝豆]
枝豆とレタスのスパイシーサラダ ………… 90
里いもと枝豆のサラダ ……………………… 98
枝豆とわかめのサラダ……………………… 112

[オクラ]
豚肉とオクラのサラダ ……………………… 34

[カイワレ大根]
ささみと春菊のみそだれサラダ …………… 32
ツナと香味野菜のサラダ …………………… 66
枝豆とレタスのスパイシーサラダ ………… 90
ほたてといんげんのサラダ ………………… 100
大豆のパルメザンチーズサラダ …………… 104

[かぶ]
ささみとカッテージチーズのサラダ ……… 28
かぶとしらすのガーリックパセリサラダ… 64

[キャベツ]
牛ひき肉とキャベツのアジアンサラダ …… 56
牛ひき肉とキャベツの韓国風サラダ ……… 60
さばとキャベツのさっぱりレモンサラダ… 106

[きゅうり]
えびとパクチーのタイ風サラダ …………… 26
ミックスビーンズと紫キャベツの粒マスタードサラダ… 30
ツナと卵のマヨカレーサラダ ……………… 36
えびとみょうがのさっぱりサラダ ………… 74
たらこと根菜のサラダ ……………………… 82
ひよこ豆とカッテージチーズのインド風サラダ… 86
大豆のパルメザンチーズサラダ …………… 104
ひじきのごまマヨサラダ ………………… 116

[青ねぎ]
豚ひき肉のタイ風スパイシーサラダ ……… 48
グリルラムと白菜のさっぱりサラダ ……… 58
しらすと香味野菜のレモンサラダ………… 108
枝豆とわかめのサラダ……………………… 112

[ごぼう]
たらこと根菜のサラダ ……………………… 82

さばとにらごぼうサラダ …………………… 110

[小松菜]
ミックスビーンズと小松菜のサラダ ……… 22
小松菜とツナのパルメザンチーズサラダ……… 80

[里いも]
枝豆と里いものサラダ ……………………… 98

[サニーレタス]
いかのガーリックグリルサラダ …………… 40
たらことサニーレタスのサラダ …………… 76

[サラダほうれん草]
ささみとほうれん草の粒マスタードサラダ…… 46
いかとほうれん草のサラダ ………………… 114

[春菊]
ささみと春菊のみそだれサラダ …………… 32
グリルラムと春菊のサラダ ………………… 50

[しょうが]
ささみとカッテージチーズのサラダ ……… 28
ささみと春菊のみそだれサラダ …………… 32
しらすと豆苗の塩麹ドレッシングサラダ……… 38
ささみとブロッコリーのサラダ …………… 52
グリルラムと白菜のさっぱりサラダ ……… 58
牛ひき肉とキャベツの韓国風サラダ ……… 60
ツナと香味野菜のサラダ …………………… 66
さっぱりレモンとシーフードのサラダ …… 68
ミックスビーンズと大根のサラダ ………… 92
枝豆と里いものサラダ ……………………… 98

[ズッキーニ]
ホットチキンマスタードサラダ …………… 24
ささみと夏野菜のイタリアン風サラダ …… 54
ひよこ豆とゴルゴンゾーラチーズのサラダ……… 88

[セロリ]
ミックスビーンズと紫キャベツの粒マスタードサラダ… 30
ツナと香味野菜のサラダ …………………… 66
さっぱりレモンとシーフードのサラダ …… 68
えびとみょうがのさっぱりサラダ ………… 74
ひよこ豆とゴルゴンゾーラチーズのサラダ……… 88
ミックスビーンズとセロリのサラダ ……… 94
大豆のパルメザンチーズサラダ …………… 104
しらすと香味野菜のレモンサラダ………… 108

[大根]
ミックスビーンズと大根のサラダ ………… 92

［玉ねぎ］

ささみとほうれん草の粒マスタードサラダ …… 46
ささみとブロッコリーのサラダ ………………… 52
カラフルじゃこサラダ ……………………………… 70
ひよこ豆とカッテージチーズのインド風サラダ .86
ほたてといんげんのサラダ ……………………… 100
枝豆とわかめのサラダ …………………………… 112

［豆苗］

しらすと豆苗の塩麹ドレッシングサラダ……… 38
豆苗とパプリカのツナサラダ …………………… 72

［なす］

ホットチキンマスタードサラダ ………………… 24

［にら］

さばとにらごぼうサラダ ………………………… 110

［にんじん］

牛ひき肉とキャベツの韓国風サラダ ………… 60
カラフルじゃこサラダ ……………………………… 70
小松菜とツナのパルメザンチーズサラダ ……… 80
ひよこ豆とカッテージチーズのインド風サラダ… 86
枝豆と里いものサラダ …………………………… 98
ひじきのごまマヨサラダ ………………………… 116

［にんにく］

いかのガーリックグリルサラダ ………………… 40
豚肉のスパイシーエスニックサラダ …………… 44
ささみと夏野菜のイタリアン風サラダ ………… 54
牛ひき肉とキャベツのアジアンサラダ ………… 56
かぶとしらすのガーリックパセリサラダ ……… 64
ツナと香味野菜のサラダ ………………………… 66
カラフルじゃこサラダ ……………………………… 70
豆苗とパプリカのツナサラダ …………………… 72
ほたてといんげんのサラダ ……………………… 100

［白菜］

グリルラムと白菜のさっぱりサラダ …………… 58

［パクチー］

えびとパクチーのタイ風サラダ ………………… 26
豚肉とオクラのサラダ …………………………… 34
豚肉のスパイシーエスニックサラダ …………… 44
豚ひき肉のタイ風スパイシーサラダ ………… 48
牛ひき肉とキャベツのアジアンサラダ ………… 56

［バジル］

ささみと夏野菜のイタリアン風サラダ ………… 54

［パセリ］

ささみとカッテージチーズのサラダ …………… 28
いかのガーリックグリルサラダ ………………… 40
かぶとしらすのガーリックパセリサラダ……… 64

［パプリカ］

ささみとカッテージチーズのサラダ …………… 28
ささみとブロッコリーのサラダ ………………… 52
豆苗とパプリカのツナサラダ …………………… 72
えびとみょうがのさっぱりサラダ ……………… 74
さばとキャベツのさっぱりレモンサラダ …… 106

［ピーマン］

ささみと夏野菜のイタリアン風サラダ ………… 54

［ブロッコリー］

ホットチキンマスタードサラダ ………………… 24
ツナと卵のマヨカレーサラダ …………………… 36
ささみとブロッコリーのサラダ ………………… 52

［ブロッコリースプラウト］

いかのガーリックグリルサラダ ………………… 40
小松菜とツナのパルメザンチーズサラダ ……… 80
ひよこ豆とカッテージチーズのインド風サラダ….86
ミックスビーンズとセロリのサラダ …………… 94
さばとキャベツのさっぱりレモンサラダ …… 106

［三つ葉］

豚ひき肉のタイ風スパイシーサラダ ………… 48
じゃこと三つ葉のシャキシャキサラダ ……… 78

［ミニトマト］

ミックスビーンズと小松菜のサラダ…………… 22
えびとパクチーのタイ風サラダ ………………… 26
豚肉とオクラのサラダ …………………………… 34
ささみと夏野菜のイタリアン風サラダ ………… 54
じゃこと三つ葉のシャキシャキサラダ ……… 78
ささみとれんこんのサラダ ……………………… 102

［みょうが］

しらすと豆苗の塩麹ドレッシングサラダ …… 38
ささみとほうれん草の粒マスタードサラダ …… 46
豚ひき肉のタイ風スパイシーサラダ ………… 48
グリルラムと春菊のサラダ ……………………… 50
ツナと香味野菜のサラダ ………………………… 66
えびとみょうがのさっぱりサラダ ……………… 74

［紫キャベツ］

ミックスビーンズと紫キャベツの粒マスタードサラダ… 30
カラフルじゃこサラダ ……………………………… 70

[紫玉ねぎ]
豚肉のスパイシーエスニックサラダ ·········· 44
ミックスビーンズとセロリのサラダ ················ 94

[ラディッシュ]
ツナと卵のマヨカレーサラダ ·········· 36
しらすと豆苗の塩麹ドレッシングサラダ ········ 38
枝豆とレタスのスパイシーサラダ ················· 90
ミックスビーンズと大根のサラダ ················· 92
ミックスビーンズとセロリのサラダ ················ 94

[レタス]
枝豆とレタスのスパイシーサラダ ················· 90

[れんこん]
たらこと根菜のサラダ ····························· 82
ささみとれんこんのサラダ ····················· 102

きのこ・豆類・卵・チーズ

[しいたけ]
いかとほうれん草のサラダ ····················· 114

[大豆水煮缶]
大豆のパルメザンチーズサラダ ················ 104

[ひよこ豆水煮]
ひよこ豆とカッテージチーズのインド風サラダ ···· 86
ひよこ豆とゴルゴンゾーラチーズのサラダ ······· 88

[ミックスビーンズ]
ミックスビーンズと小松菜のサラダ ··············· 22
ミックスビーンズと紫キャベツの粒マスタードサラダ ··· 30
ミックスビーンズと大根のサラダ ················· 92
ミックスビーンズとセロリのサラダ ················ 94

[卵]
ツナと卵のマヨカレーサラダ ····················· 36

[カッテージチーズ]
ミックスビーンズと小松菜のサラダ ··············· 22
ささみとカッテージチーズのサラダ ··············· 28
ひよこ豆とカッテージチーズのインド風サラダ ··86

[ゴルゴンゾーラ]
ひよこ豆とゴルゴンゾーラチーズのサラダ ······· 88

[パルメザンチーズ]
小松菜とツナのパルメザンチーズサラダ ········ 80
大豆のパルメザンチーズサラダ ················ 104

その他

[梅干し]
ほたてといんげんのサラダ ····················· 100

[オリーブ]
豆苗とパプリカのツナサラダ ····················· 72
しらすと香味野菜のレモンサラダ ············· 108

[ピクルス]
ホットマスタードサラダ ·························· 24
グリルラムと春菊のサラダ ······················· 50

[レモン]
ミックスビーンズと小松菜のサラダ ···· 22
えびとパクチーのタイ風サラダ ··················· 26
豚肉とオクラのサラダ ·························· 34
豚肉のスパイシーエスニックサラダ ·············· 44
かぶとしらすのガーリックパセリサラダ ·········· 64
さっぱりレモンとシーフードのサラダ ·········· 68
豆苗とパプリカのツナサラダ ····················· 72
ひよこ豆とカッテージチーズのインド風サラダ .86
ミックスビーンズと大根のサラダ ················· 92
さばとキャベツのさっぱりレモンサラダ ······· 106
しらすと香味野菜のレモンサラダ ············· 108

[アーモンド]
ミックスビーンズと小松菜のサラダ ··············· 22
たらことサニーレタスのサラダ ··················· 76
小松菜とツナのパルメザンチーズサラダ ········ 80
ひよこ豆とカッテージチーズのインド風サラダ ..86

[くるみ]
ひよこ豆とゴルゴンゾーラチーズのサラダ ······· 88

[松の実]
豚ひき肉のタイ風スパイシーサラダ ············· 48
グリルラムと春菊のサラダ ······················· 50

[ごま]
ささみと春菊のみそだれサラダ ··················· 32
ささみとブロッコリーのサラダ ··················· 52
グリルラムと白菜のさっぱりサラダ ··············· 58
牛ひき肉とキャベツの韓国風サラダ ············· 60
ツナと香味野菜のサラダ ························· 66
枝豆とレタスのスパイシーサラダ ················· 90
枝豆と里いものサラダ ·························· 98
ほたてといんげんのサラダ ····················· 100
いかとほうれん草のサラダ ····················· 114
ひじきのごまマヨサラダ ························ 116

この本を手にしてくださったみなさまへ

　いかがでしたでしょうか。お気に入りのサラダはみつかりましたか?
『3日で2kgやせる魔法のスープ』では、みなさんから「どれも簡単で作り
やすい」「バリエーション豊富で飽きない」「食材とスープの組み合わせが
抜群でおいしい」「スープだけですごく満腹になった」といううれしいお声
がたくさん届きました。美容食として普段自分が作って実際に食べている
ものを、みなさんと共有することができ、そして実感していただけたのかな
と感じ、とてもうれしかったです。

　そんな第一弾のスープレシピを考えているときにすでに頭の片隅で考
えていたのが、今回の『ごちそうサラダ』のことでした。
スープには、"たくさんの野菜を一度に食べることがでる""うまみや栄養
がたっぷり溶け込んだスープごと飲むことでより満腹感が増す""作り置き
をしておける"などのよさがあります。

　反対に、サラダには"生の野菜や果物に含まれる酵素を摂ることができ
る""生の食材をシャキシャキと食べることで咀嚼回数が増え、満腹感が
増す"というよさがあります。どちらも野菜のよさを活かした調理法で、健
康美のために絶対に欠かせないものだなと常々考えていました。なので、
今回このように第二弾を出す事ができてうれしく思います。

スープとサラダどちらも共通して言えることは、肉、魚介、豆などのたんぱく質を必ず入れるということ。たんぱく質を入れることでボリュームが増すのはもちろん、筋肉量を減らさずにやせることができるからです。

　筋肉は体の代謝を上げて脂肪を燃やす大切なもの。その筋肉量を保つことこそが、メリハリのある体をつくる近道なのです。

　サラダは作り置きせず、作ったらすぐに食べて生の食感、栄養を丸ごと食べていただきたいです。その分、毎食作るときの手間を省けるよう、スープ以上に"簡単、時短"を意識してレシピを考案しています。缶詰や市販品に頼ってもいいのです。毎日無理なく続けられることが大切だと思っています。

　その他にもドレッシングを別で作ってかけるということはせず、すべてあえるようにして「ドレッシングを作る」という工程を一つ減らしています。簡単なだけでなく、"野菜の風味や食感がドレッシングによってベタッとならない" "少量の油なのに味がしっかりからむ" "野菜からうまみを引き出す" そんなメリットもあり、野菜本来のうまみをしっかりと味わえるのではないかな、と思っています。

　まずは3日間、お好みのサラダを食べてみてください。スープ同様、体の変化を実感していただけたらうれしいです。

Atsushi

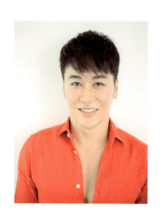

Atsushi

ディーゼル、D&G、ヴェルサーチのPRを経て、フリーランスとして独立。オーストラリアで修得した堪能な英語力、豊かな海外経験を活かし、ファッション業界の第一線で活躍。ファッションの歴史やトレンド、美容、食についても豊富な知識を持つ。

現在はファッション&ライフスタイルプロデューサーとして、ナチュラルスキンケアブランドabotanicalを立ち上げ、 TV、雑誌、イベント、ラジオなどで幅広く活躍中。集英社「Marisol ONLINE」ではレシピ連載を2010年より開始、8年続く人気連載に。また、PRコンサルタントとしてもさまざまなブランドに携わり、イベント、パーティーのオーガナイズも行う。

2013年、初の著書「人生の9割は自信があればうまくいく」(KADOKAWA)を出版。2016年、漢方養生指導士初級取得、野菜ソムリエ中級の試験に合格し、野菜ソムリエプロに。2018年、初のレシピ本「#モデルがこっそり飲んでいる3日で2kgやせる魔法のスープ」(宝島社)を出版。

◉ Instagram @atsushi_416
BLOG https://ameblo.jp/official-atsushi

Atsushiの好評既刊！ スープもご一緒にいかがですか？

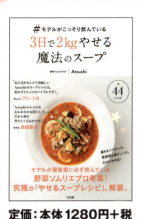

定価：本体1280円＋税

#モデルがこっそり飲んでいる
3日で2kgやせる魔法のスープ

野菜ソムリエプロ｜Atsushi

魔法のスープのやせるポイント
1 飲むというより食べるスープ
2 野菜をもりもり食べる
3 たんぱく質が入っているからひもじくない
4 やせオイルでコクと満足感 UP
5 体を温めてやせやすい体を作る

サーモンのピリ辛ごまスープ

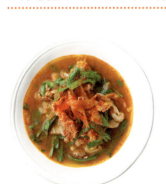
豚肉のキムチチゲ

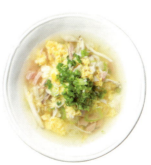
卵とエリンギの塩麹スープ

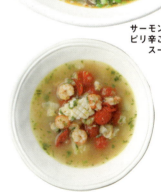
シーフードとトマトのスープ

手軽にできておいしい、腹もちバツグンのやせるスープレシピ44

宝島社　お求めは書店、公式直販サイト・宝島チャンネルで。　宝島社　検索

STAFF

Photo： MUNETOSHI YANO
Hair & make-up： MEGUMI MATSUMOTO
Cooking assistant： HIROKO TAKENAKA

Art direction & design： TOMOKO TSUKIASHI

Management： KIYOMI HIRAYAMA, SHU YOSHIZAWA[IDEA]

Edit： MIKA MOCHIZUKI
Editor in chief： TOMOKO KODERA[TAKARAJIMASHA]

Special thanks： MIHO SHIRAISHI, REIKO TAKAGAKI

#モデルがこっそり食べている
3日で2kgやせるごちそうサラダ

2018年7月7日 第1刷発行
著者　　　Atsushi
発行人　　蓮見清一
発行所　　株式会社 宝島社
　　　　　〒102-8388
　　　　　東京都千代田区一番町25番地
　　　　　　　編集：03-3239-0926
　　　　　　　営業：03-3234-4621
　　　　　http://tkj.jp
印刷・製本　サンケイ総合印刷株式会社

本書の無断転載・複製を禁じます。
乱丁・落丁本はお取り替えいたします。
©Atsushi 2018 Printed in Japan

ISBN：978-4-8002-8568-3